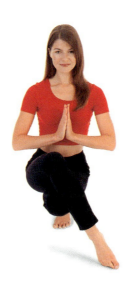

Yoga
/ Träning för inre lugn

ALBERT BONNIERS FÖRLAG

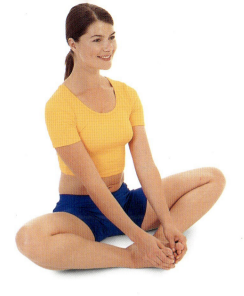

Yoga
/ Träning för inre lugn

Vimla Lalvani
Översättning: Mai Broddvall

ALBERT BONNIERS FÖRLAG

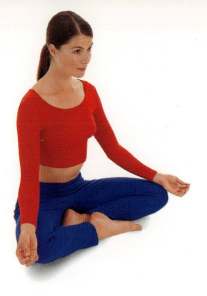

First published 2004 under the title Yoga Basics by Hamlyn Octopus, an imprint of Octopus Publishing Group Ltd.
2–4 Heron Quays, Docklands, London E14 4JP

© 2004 Octopus Publishing Group Ltd

Översättning: Mai Broddvall
© 2005 Albert Bonniers Förlag AB, Stockholm
Omslagsdesign: Patrik Granquist

Tryckt i Kina

ISBN 91-0-010581-3

www.albertbonniersforlag.se

Innehåll

Inledning 6

Komma igång 20

Energigivaren 36

Superstretchningen 58

Klassisk yoga 80

Avslappning 104

Register 126

Tack 128

Inledning

Yogans popularitet beror i hög grad på dess terapeutiska effekter på både kropp och själ. När man helt och fullt behärskar *hathayoga* är den ett hjälpmedel för att varva ner och styra den fysiska och psykiska energin i positiv riktning.

Yoga är inte någon religion utan en livsfilosofi. Den är också ett ämne med vetenskaplig bakgrund. Den är universell och tidlös och precis lika relevant idag som den var när den först började utvecklas för ungefär 2000 år sedan. Faktum är att yoga är det perfekta sättet att bibehålla en balanserad inställning till livet i dagens stressiga tillvaro.

Denna bok kombinerar de urgamla grunderna i *hathayoga* med nutida stretchtekniker. En del människor gillar inte yoga på grund av dess mystiska undertoner och på grund av att de inbillar sig att det handlar om att slå knut på sig själv. Förhoppningsvis kommer du att upptäcka att metoderna här i boken är mycket mer lättillgängliga. Yoga lär ut hur du ska koncentrera och fokusera dig, förbättra muskelspänsten och stärka de inre organen. Den lär dig också rätt andningsteknik och hur du uppnår ett tillstånd där du får mer energi. Resultatet blir dramatiskt. Du kommer att bli spänstigare, se mer positivt på livet och få ett mer fridfullt sinnelag.

FÖRDELARNA MED YOGA

Experter är eniga om att stretchning är ett av de bästa sätten att komma i form från topp till tå. Yogans urgamla metoder ger oss en av de säkraste och mest effektiva möjligheterna till detta.

Denna bok visar enkla knep för att förbättra andningsteknik och kroppshållning. Den innehåller över 50 kroppsövningar för att utveckla elasticitet, kondition och styrka.

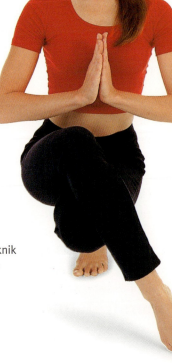

Stretchning är det enklaste sättet att lindra spänningar i olika muskelgrupper, och när den kombineras med rätt andningsteknik lugnar den nervsystemet och höjer energinivån. Du kommer att upptäcka att yoga ger kraftfulla resultat: en stärkt kropp, ökad kondition, förbättrad spänst och en känsla av harmoni och välbefinnande.

KORT OM TRADITIONELL YOGA
Yoga är sanskrit och betyder "föreningen av kropp och själ". Enligt de gamla texterna är yoga en vetenskap som lär oss leva ett harmoniskt liv genom kontroll av kropp och själ. *Hathayoga* handlar om att kombinera energin från *ha*, den maskulina solenergin, med *tha*, den feminina månenergin. Tillsammans ger de balans åt kroppen och skapar harmoni och jämvikt, så att du slipper humörsvängningar och nedstämdhet. Du känner dig mer i balans och redo att klara av ditt liv. Huvudregeln inom yoga är att innan du kan träna upp ditt sinne för att uppnå ett högre medvetande, så måste du först disciplinera din kropp. *Hathayoga* är första steget eftersom den koncentreras till den fysiska delen. Intensiv stretchning och flytande rörelser frigör energin, ökar konditionen och förbättrar muskelspänsten. Kombinerad med rätt andningsteknik kommer yoga att ge ökad vitalitet och energi och disciplinera ditt medvetande.

HUR MAN ANVÄNDER DEN HÄR BOKEN
Boken är uppdelad i fem 10–20-minuterspass som kan alterneras beroende på tidpunkt och hur jäktad du är. Komma igång och Energigivaren är morgonträningspass medan Nedvarvningen är perfekt på kvällen. Klassisk och Grundläggande yoga kan utföras vid vilken tidpunkt som helst. Gör alltid övningarna i den ordning de beskrivs inom varje träningspass, eftersom varje avsnitt noggrant har utformats för att värma upp och stretcha muskler, ligament och senor i särskild ordning. Det är en bra idé att läsa igenom alla instruktioner till ett träningspass innan du sätter igång, så att du kan bestämma takten därefter.

YOGA JÄMFÖRD MED ANDRA FORMER AV TRÄNING

Den huvudsakliga skillnaden mellan yoga och andra former av träning är tonvikten på korrekt andningsteknik och hur länge varje position hålls. Att hålla en position i fem sekunder eller mer ger ett behagligt energiflöde och sinnet får en chans att fokusera medan man stärker kroppen. Precis som vatten flödar ur en öppen kran flödar energin in i avslappnade muskler. Eftersom många leder töjs ut och blodkärl vidgas blir blodflödet i hela kroppen bättre. All yoga baseras på en blandning av stretchning, avslappning, djupandningsteknik, förbättrad cirkulation och koncentration. Yoga är bra för kroppens hälsa i stort.

Bli inte nedslagen om du inte kan uppnå slutmålet på en gång – yoga är en träningsform där idog övning ger resultat. Den viktigaste skillnaden mellan en medelgod och en avancerad yogautövare är hur lång tid de kan hålla sina positioner. Sätt upp mål som kan hjälpa dig att bli bättre och bättre.

FÖRKLARING AV BEGREPP

Sanskritbegreppen *asana*, *chakra*, *prana* och *pranayama* används i boken för att beskriva de klassiska koncepten: *asana* står för de sju energicentren i kroppen; *prana* är livsenergin och solarplexus är batteriet som förser hela kroppen med *prana*-energi.

Energin rör sig i olika mönster genom kroppen. Omloppsenergin flödar runt i kroppen och ger en känsla av att flyga. Exempel på detta mönster kan man finna i Stående båge, Stretchningar huvud till knä och Bokstaven T för att nämna några. Det finns också "jordnära" övningar som hämtar energi från jorden i linjärt mönster upp till hjässan, som till exempel Örnen och Knäböjning 1, 2 och 3. Dessa hjälper dig att fokusera på praktiska frågor och bidrar till en mer realistisk syn på livet.

Pranayama är läran om rätt andningsteknik för att öka lungkapaciteten, balansera energiflödena och skärpa koncentrationen. På avancerad nivå utgör dessa tekniker grunderna inom yoga.

Lotusställningen och halvlotusställningen förknippas med *pranayama* och meditation. Denna position är mycket viktig när yogaelever sitter under långa tider vid andningsövningar och meditation. Ryggradens upprätta position i denna ställning behåller ändå sin naturliga kurva och ett jämnt flöde av nervströmmar skapas i kroppen. Övning i att låta kroppen sitta orörlig minskar ämnesomsättningen och när kroppen är stilla blir sinnet fritt från alla störningsmoment.

Att "centrera" kroppen betyder att fokusera det fysiska och psykiska tillståndet. Koncentrera dig på solarplexus och du kommer att känna frid och harmoni i perfekt balans. "Öppna upp bröstet" betyder att du lyfter bröstkorgen och drar ner skuldrorna för att skapa en positiv framtoning. Detta kombinerat med en stadig och rak blick visar omvärlden att du är redo att möta livet med styrka och självförtroende.

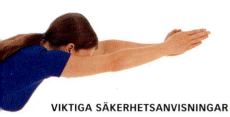

VIKTIGA SÄKERHETSANVISNINGAR

* Övningarna är gjorda för personer med normal hälsa. Om du är otränad, håller på att återhämta dig från skada eller sjukdom, är gravid, har högt blodtryck eller lider av annan medicinsk åkomma, konsultera en läkare innan du börjar.
* Följ alltid det rekommenderade rådet om uppvärmning innan den egentliga träningen börjar. Mjuka upp musklerna ytterligare genom att ta en varm dusch.
* Det är viktigt att följa de regler som gäller vid övningarna inom varje avsnitt och att läsa igenom dem noggrant innan du startar.
* Jäkta aldrig igenom rörelserna eller tvinga eller ryck igång kroppen i någon riktning. Sluta omedelbart om du känner skarp smärta eller överbelastning. Kom ihåg att avslutningspositionen i alla övningarna vanligtvis är den mest krävande.
* Låt djupandningstekniken få kroppen att slappna av och låt de uttöjda musklerna och ligamenten få forsla mer energi till muskelfibrerna.
* I en hel del positioner kommer du att märka att knäna ska hållas raka. Överansträng inte knäet utan lyft muskeln ovanför knäskålen för att undvika överbelastning eller skada.
* Ge dig inte i kast med yoga med full mage – låt det gå en timme efter en lätt måltid och fyra timmar efter en kraftig måltid.
* Bär löst sittande, bekväma kläder.
* Utför övningarna i ett varmt, välventilerat rum.
* Var barfota så att du kan gripa tag med tårna. Se till att golvytan är jämn och halkfri. Använd en liten matta till övningarna på golvet för bekvämlighetens skull.

EN NY LIVSSTIL

Måttlighet är nyckeln till en hälsosam, balanserad livsstil och om kropp och själ är i samklang finns det inget behov av utsvävningar. Det handlar inte om total avhållsamhet utan är en fråga om att ha kontroll över sina vanor och begär. Du behöver inte bli vegetarian eller sluta röka eller dricka alkohol över en natt. Du kommer att upptäcka att om du utövar yoga börjar du också självmant efter hand förändra ditt intag av mat, tobak och alkohol. Din kropp kommer att nå sin idealvikt och ditt humör blir jämnare.

Du kommer också att upptäcka att din livssyn blir mer positiv. Du kommer inte längre att uppleva häftiga humörsvängningar eller nedstämdhet. Allteftersom koncentrationsförmågan förbättras kommer du att klara av att hålla flera bollar i luften samtidigt.

Yogafilosofin erbjuder människan en vetenskaplig väg att ta itu med problem och svårigheter. Den står inte i konflikt med någon religion eller tro och kan utövas av alla som vill få mer balans och harmoni i sina liv. Med liten ansträngning får man rikligt tillbaka i form av klokhet, styrka och frid. Allteftersom kroppsmedvetenheten ökar kommer du att lära dig att lyssna på "ditt högre jag". *Hathayoga* är första steget till insikt. Men innan du kan disciplinera medvetandet måste du först disciplinera din kropp.

Kroppshållning

De flesta människor inser inte hur viktigt det är att stå och sitta rätt. Dålig kroppshållning är den största orsaken till kronisk ryggsmärta och bidrar till andra smärtsamma tillstånd som kotförskjutning och ischias. Det är undantagslöst så att människor med dålig kroppshållning lider brist på energi och vitalitet. Deras bröstkorg är hopsjunken och de andas inte på rätt sätt eftersom de bara använder en del av sin lungkapacitet.

Yoga är avsedd att på ett bestående sätt räta upp ryggen och bygga upp musklerna i ryggens nedre del, vilket möjliggör en perfekt kroppshållning. Du kanske tycker att du står och sitter korrekt, men det kanske är så att du inte är medveten om din egen kroppshållning. Graviditet eller viktökning/viktminskning kan till exempel få din kropp ur balans.

Antingen du står upprätt, knäböjer eller sitter ner, ska du tänka dig att ett snöre, fäst på hjässan, drar dig uppåt. Skjut tillbaka skulderbladen och lyft bröstkorgen. När du befinner dig i den perfekta kroppsställningen kommer du att känna dig "centrerad". Det hela fungerar ungefär som att lägga tegelstenar ovanpå varandra. Om de inte placeras alldeles jämnt kommer alltihop att rasa.

Övningarna i den här boken refererar mycket ofta till första och andra positionen. I första positionen står du med fötterna ihop så att de vidrör varandra. Sära på tårna lika mycket och pressa ner hälarna. I andra positionen ska du stå med fötterna ungefär 30 centimeter isär. Fötterna bör hållas rakt nedanför höfterna med tårna pekande framåt.

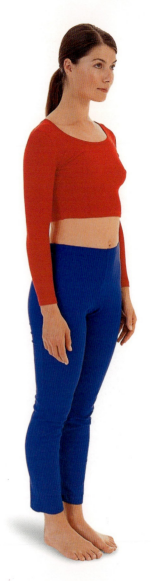

1 Stå så rak i ryggen som möjligt med fötterna ihop, håll axlarna raka och mage och svansben indragna.

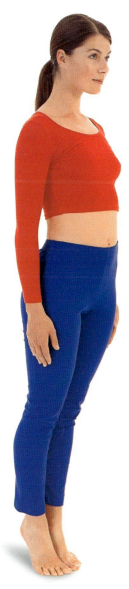

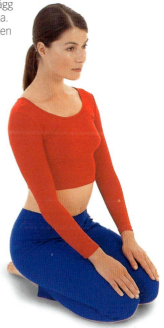

3 Sitt på hälarna och lägg dina händer på knäna. Räta sedan upp ryggen och sträck armbågarna.

4 Sitt med korsade ben, räta upp ryggen så mycket du kan. Detta centrerar din balans och skapar en positiv mental attityd.

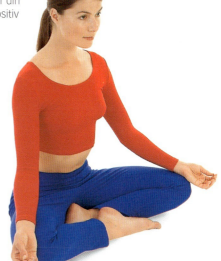

2 Höj hälarna och balansera på tårna. Om du inte faller framåt eller bakåt är kroppsställningen perfekt.

inledning 11

Andning

Andningen är en grundläggande del av yoga. Alla rörelser du utför, om de ska vara till nytta, kräver korrekt andningsteknik. Att andas korrekt betyder att man andas genom näsan från diafragman, om inte annat sägs (som till exempel i Nervlugnaren på s. 120 där du andas genom munnen). När vi andas från diafragman ökar vår lungkapacitet och blodomloppet får mera syre. Detta föryngrar och ger nytt liv åt blodkärlen, vilket resulterar i förhöjda energinivåer och en stark, frisk kropp. När du andas korrekt bör du andas lätt och jämnt likt vågor som flyter i en naturlig rytm. Ta dig tid några sekunder till att andas in och andas ut. När du andas in pressas magen utåt och när du andas ut drar magen ihop sig inåt. Allteftersom du övar kommer du att märka att ditt andningsmönster förbättras i både djup och längd och blir mycket lugnt.

Inom yoga används andningstekniker (på sanskrit kallade *pranayama*) som balanserar energin och fokuserar sinnet. I kroppen finns sju energicentrer som kallas *chakra*. Pranayamatekniken löser upp blockeringar så att energiflödet kan flyta obehindrat från ryggradsbasen till hjässan för att få kontakt med den universella energin. När den subtila *prana*, eller energin, väl är under kontroll, blir även kroppen under medvetandets kontroll och all obalans försvinner. Om kroppen är stark och frisk flödar energin fritt.

Alternativ näsandning (se s. 103) visar skillnaden mellan manlig och kvinnlig energiprincip. Den högra näsborren är starkare, mer hetsig och intensiv, det vill säga manlig; den vänstra är mjukare, svalare och mer ömsint, det vill säga kvinnlig. Den alternativa näsandningstekniken kombinerar de maskulina och feminina energierna för att ge balans åt hela systemet.

Djupandningsteknik fungerar som en nervlugnande tablett genom att lugna nervsystemet. Ju djupare du andas, desto starkare blir effekten. *Pranayama* lär inte bara ut viljestyrka och självkontroll utan förbättrar även koncentrationen och uppmuntrar andlig utveckling.

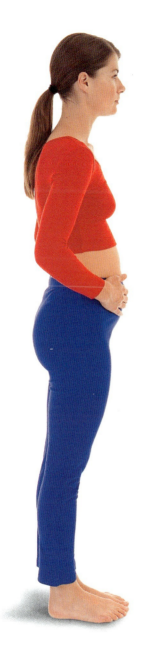 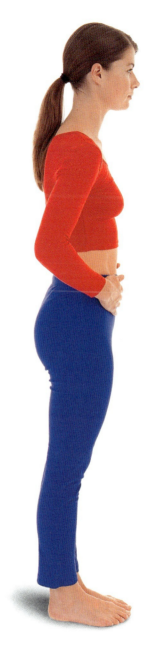

1 Lägg båda händerna på magen precis under midjan och andas in långsamt i jämn rytm genom näsan från diafragman. Känn hur magen spänns ut när diafragman utvidgar sig. Håll bröstkorg och axlar stilla.

2 Andas ut långsamt och jämnt och känn hur magen krymper ihop när diafragman drar ihop sig. Liksom i steg 1 ska bröstkorg och axlar hållas stilla.

Uppvärmning

Många skador uppstår i armar och ben, senor och muskler när kroppen inte är ordentligt uppvärmd och avslappnad. Den här uppvärmningsövningen avgränsar olika delar av kroppen och töjer långsamt bort all stelhet som förberedelse till de övningar som följer. Om du tränar tidigt på morgonen är det ändå trots allt bäst att du använder dig av hela uppvärmningsprogrammet i avsnittet Komma igång (se s. 24).

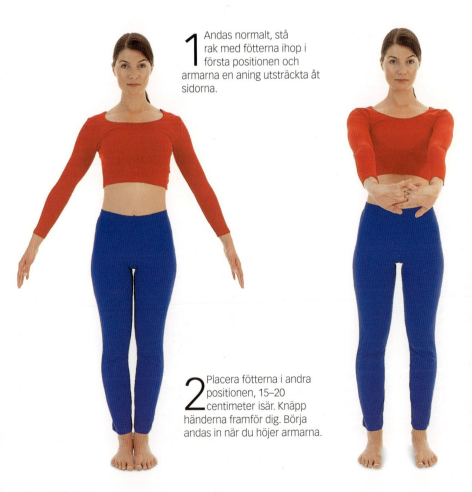

1 Andas normalt, stå rak med fötterna ihop i första positionen och armarna en aning utsträckta åt sidorna.

2 Placera fötterna i andra positionen, 15–20 centimeter isär. Knäpp händerna framför dig. Börja andas in när du höjer armarna.

Under hela sekvensen ska du knipa med musklerna i mage och stjärt och fördela kroppstyngden jämnt mellan tårna och hälarna. Var särskilt uppmärksam på instruktionerna som rör in- och utandning för att uppnå ett fullödigt energiflöde genom kroppen.

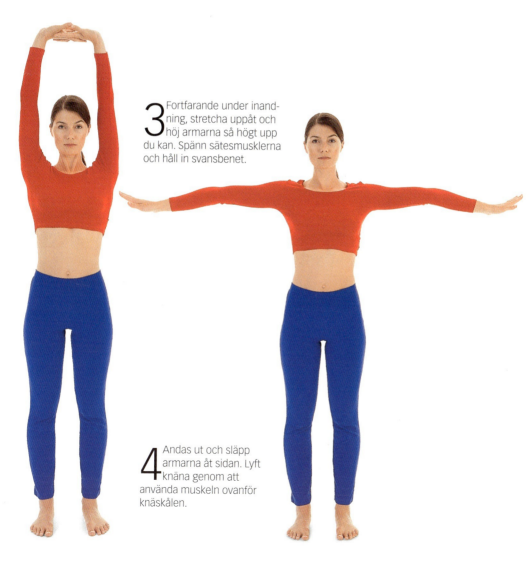

3 Fortfarande under inandning, stretcha uppåt och höj armarna så högt upp du kan. Spänn sätesmusklerna och håll in svansbenet.

4 Andas ut och släpp armarna åt sidan. Lyft knäna genom att använda muskeln ovanför knäskålen.

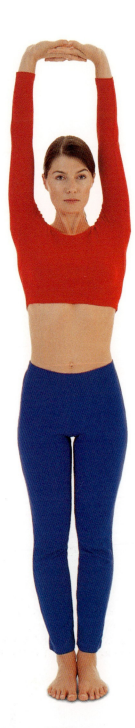

5 Stå med fötterna ihop, andas in, knäpp händerna igen och lyft upp armarna så högt över huvudet du kan, precis som i steg 3.

6 Andas ut och stretcha åt höger. Håll höfterna raka för att öka stretchen. Håll så i 10 sekunder.

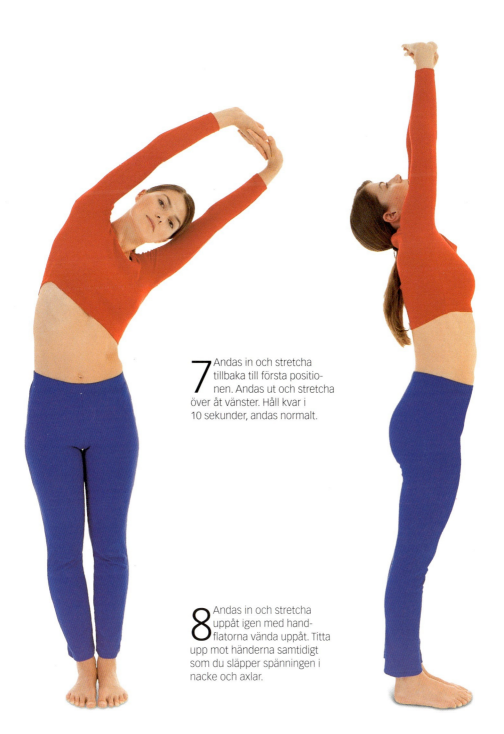

7 Andas in och stretcha tillbaka till första positionen. Andas ut och stretcha över åt vänster. Håll kvar i 10 sekunder, andas normalt.

8 Andas in och stretcha uppåt igen med handflatorna vända uppåt. Titta upp mot händerna samtidigt som du släpper spänningen i nacke och axlar.

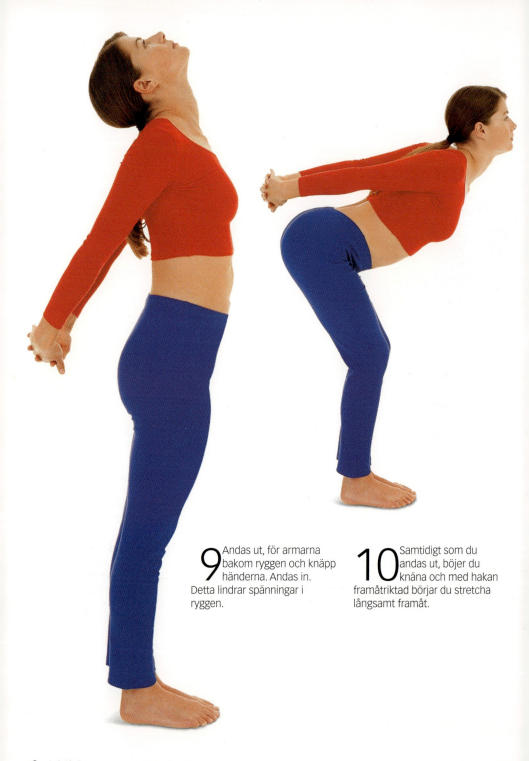

9 Andas ut, för armarna bakom ryggen och knäpp händerna. Andas in. Detta lindrar spänningar i ryggen.

10 Samtidigt som du andas ut, böjer du knäna och med hakan framåtriktad börjar du stretcha långsamt framåt.

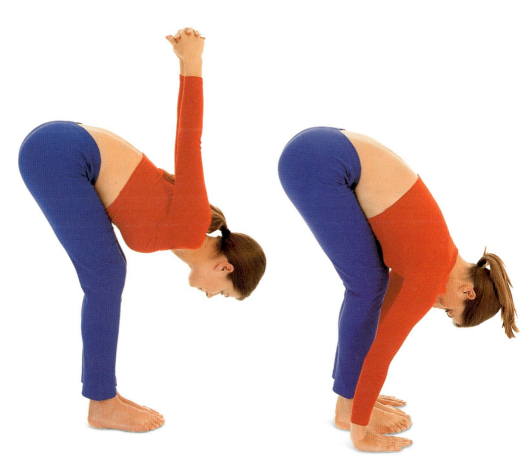

11 Genom att stretcha armarna rakt upp rätas ryggraden ut och hjälper dig att inta "rakryggspositionen".

12 Andas normalt, låt armarna slappna av framför dig och samtidigt röra vid golvet. Räta sedan sakta upp dig och gå tillbaka till utgångsläget.

Komma igång

Efter en lång natts vila är det mycket viktigt att väcka kroppen långsamt och undvika häftiga rörelser. Musklerna kan ha stelnat till under natten och är då särskilt känsliga för skador och överansträngning. Morgonövningarna bör alltid inledas med långsam uppmjukning med försiktiga töjningar kombinerade med korrekt andning.

Det här avsnittet är egentligen en serie uppvärmningsövningar, som inleds med rörelser särskilt utformade för att mjuka upp och slappna av musklerna i huvud, nacke och axlar. Helkroppsuppvärmningen är särskilt utformad för att mjuka upp och slappna av musklerna och förbättra spänsten i kroppens centrala delar. Den lätta stretchövningen som följer efter helkroppsuppvärmningen ger avslappning åt alla muskelgrupper för att förbereda dig inför de vitaliserande rörelserna i Hälsning till solen, den sista övningen i det här avsnittet.

Eftersom energinivåerna är låga på morgonen är detta övningspass också ägnat att få igång blodcirkulationen och väcka kroppen från topp till tå. Det bästa är att låta Komma igång-delen åtföljas av övningar ur Energigivaren eller Klassisk yoga.

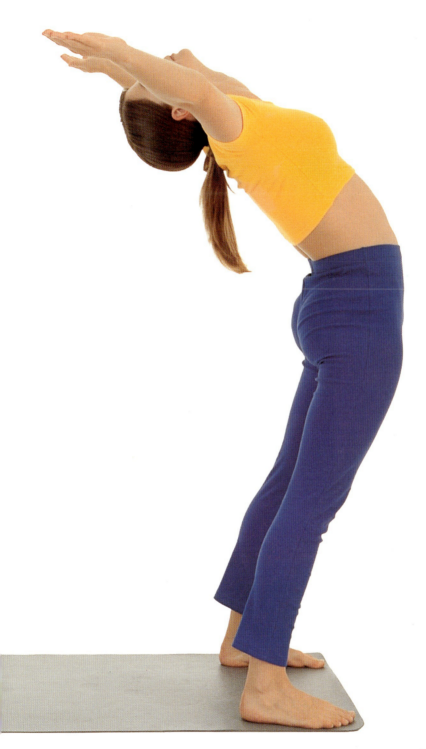

Huvudrullning

Huvudrullningen lindrar stelhet i nacke och axlar. Övningen består helt enkelt i att rulla huvudet långsamt i cirklar utan att missa en centimeter. När ryggraden inte är ordentligt uträtad kommer du att uppleva spänningar i nacke, axlar eller rygg. Om så är fallet, håll bara kvar positionen och andas djupt för att kroppen på så sätt ska återfå sin naturliga balans.

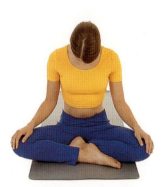

1 Håll ryggen rak och böj huvudet framåt, med hakan vilande mot bröstet. Andas normalt.

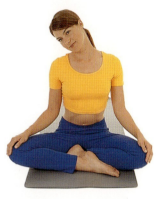

2 Rulla huvudet försiktigt uppåt och runt åt höger. Försök att hålla örat så nära axeln som du kan.

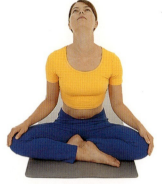

3 Fortsätt cirkelrörelsen genom att rulla huvudet bakåt. Låt musklerna i nacke och hals slappna av och mjuka upp ansiktsmusklerna, särskilt runt ögonen.

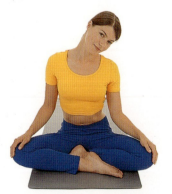

4 Andas in och rulla huvudet mjukt till vänster. Försök hålla axlarna nere för att ge frihet åt rörelsen.

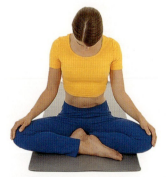

5 Fullborda cirkelrörelsen genom att rulla huvudet nedåt mot bröstet. Upprepa övningen i motsatt riktning.

Huvud och axlar

Efter att ha lättat på spänningarna i nacken med huvudrullningen går du vidare till den övning som innefattar axlarna och som mjukar upp stelhet i hela ryggraden. Övningen för huvud och axlar kan utföras antingen stående upprätt eller knästående.

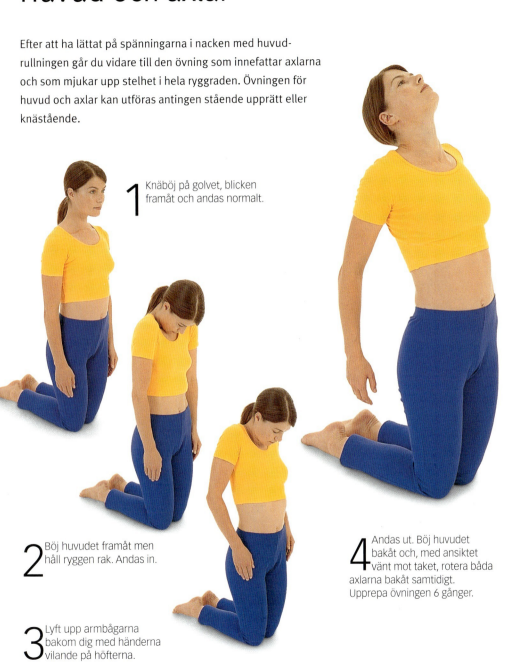

1 Knäböj på golvet, blicken framåt och andas normalt.

2 Böj huvudet framåt men håll ryggen rak. Andas in.

3 Lyft upp armbågarna bakom dig med händerna vilande på höfterna.

4 Andas ut. Böj huvudet bakåt och, med ansiktet vänt mot taket, rotera båda axlarna bakåt samtidigt. Upprepa övningen 6 gånger.

Helkroppsuppvärmning

Ett stillasittande liv och dåliga matvanor gör att många människor känner sig slöa. Dessutom korkar stimulantia som alkohol, koffein och tobak igen systemet. Kroppen behöver hjälp med att eliminera dessa gifter. Helkroppsuppvärmningen är utformad för att slå hål på letargin och rensa hela systemet.

Uppvärmningen består av 10 varsamma sätt att väcka kroppen och börjar med att mjuka upp och frigöra musklerna i nacke och axlar. Detta avsnitt ger snabbt energi och vitalitet samt stärker och ger spänst åt varenda muskel i större delen av kroppen, särskilt buken. Ryggradens flexibilitet förbättras och blodcirkulationen i hjärnan likaså. Midjan, höfterna, buken, stjärten och låren påverkas av denna övning.

Stretchningen lättar spänningarna i muskelgrupperna och förbereder kroppen inför de övningar som följer. När du utför de olika momenten, koncentrera dig då på utandningen, eftersom det hjälper för att lindra stelhet. När du har gått igenom hela uppvärmningen kommer du att känna dig lugn, ögonen lyser och du är uppfylld av en känsla av inre frid.

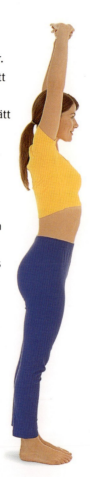

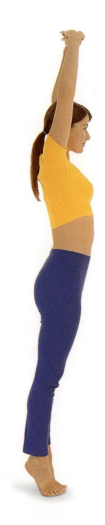

1 Stå rak med fötterna ihop och svansbenet indraget. Andas in och höj dina knäppta händer över huvudet.

2 Andas normalt, balansera på tårna med blicken fäst framåt. Håll kvar i 5 sekunder, gå sedan tillbaka till steg 1.

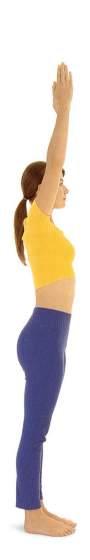 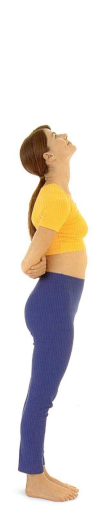 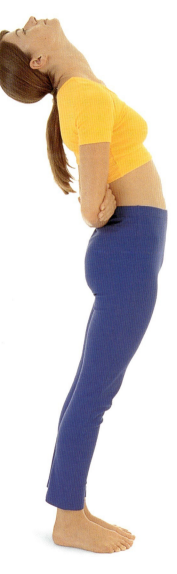

3 Andas ut och räta ut händerna så att armarna är parallella. Håll så i 5 sekunder och knäpp sedan händerna runt armbågarna bakom ryggen.

4 Lägg kroppstyngden på hälarna och håll fast tårna mot golvet. Titta uppåt, skjut fram bröstet med all din kraft och ta ett djupt andetag.

5 Andas ut. Skjut fram höfterna och böj ryggen bakåt. Öppna bröstkorgen och slappna av i hals- och ansiktsmuskler.

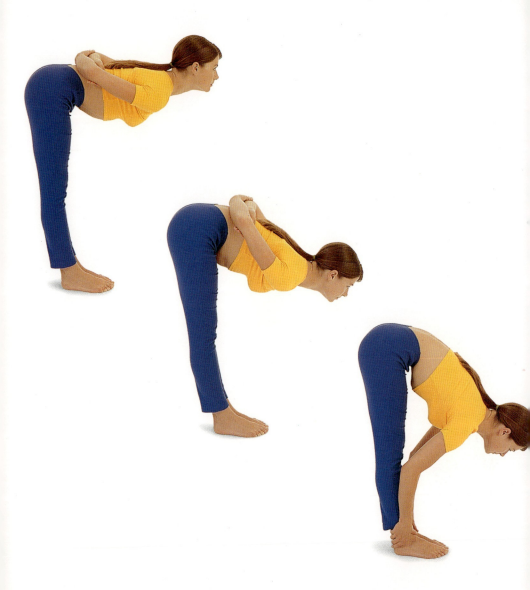

6 Andas in och andas ut, och böj dig framåt med hakan rakt fram. Håll ryggraden rak genom att räta ut den från svansbenet.

7 Håll in magmusklerna, andas ut och slappna av längre och längre framåt. Håll ryggen rak hela tiden.

8 Andas normalt, släpp ner armarna framför dig och placera händerna runt vristerna. Håll kvar i 5 sekunder.

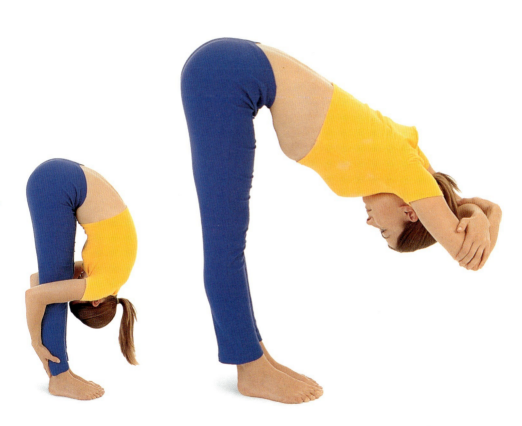

9 Andas in djupt, andas sedan långsamt ut medan du böjer dig framåt tills pannan vilar mot knäna. Försök att ha bålen så tätt intill låren som möjligt. Håll kvar så i 5–10 sekunder.

10 Fötterna en höftbredd isär, räta ut ryggraden från svansbenet. Håll om armbågarna och stretcha framåt. Andas djupt, håll kvar i 10 sekunder.

Stretcha som en katt

Du kanske har sett katter och hundar sträcka på sig på nästan samma sätt som Kattstretchen. Det är en underbar stretchning med många fördelar. När du är trött ger den ny energi. Den stärker vrister och hälar och ger benen en vackrare form. Den löser också upp stelhet i skulderblad och armar, stärker bukmusklerna och gör magen plattare. Kattstretchen motverkar också effekterna av ryggbesvär på grund av krokig rygg, lindrar alla spänningar i ryggraden och frigör varje del av kotpelaren. Att lägga pannan mot golvet som i steg 2 är bra för att lugna nerverna och få en djup avslappning.

När du utför den här övningen kan armarna kanske kännas överbelastade och benen kanske darrar lite grann. Om så är fallet, sjunk ner till steg 3 och slappna av. Återgå sedan till position 4 och 5 och håll kvar så länge som möjligt. När du övar dessa rörelser kommer dina arm- och benmuskler att gradvis bli starkare.

1 Andas normalt, sätt dig på knä med tårna i golvet och hälarna som stöd. Fötterna raka.

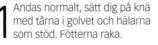

2 Sträck armarna framåt och lägg pannan mot golvet. Andas djupt och slappna av i 8 sekunder.

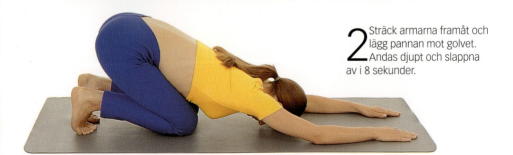

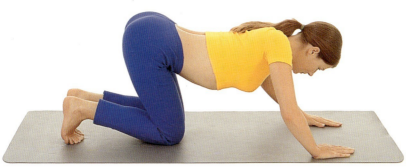

3 Släpp efter och res dig upp på alla fyra. Håll kvar tårna instoppade och svanka försiktigt med ryggen. Var medveten om varje liten muskel.

4 Andas in. Dra in magmusklerna och res dig upp på tårna. Håll knäna raka och fötterna 15 centimeter isär.

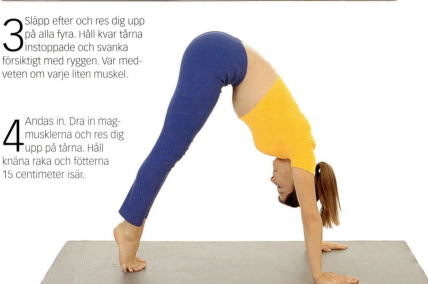

5 Andas ut och vila fötterna mot golvet. 45 graders vinkel mellan ben och kropp och armar. Försök nudda golvet med hjässan. Håll kvar i 10 sekunder medan du andas djupt.

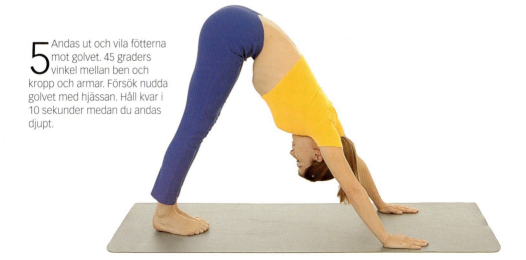

komma igång

Hälsning till solen

Det här är en traditionell yogauppvärmning som har en underbart välgörande effekt. De långsamma, mjuka rörelserna tränar och stärker varje muskel i kroppen och förbättrar kroppens rörlighet, kondition, balans och elasticitet. När du utför Hälsning till solen, håll energin flödande hela tiden från en position till nästa. Var särskilt uppmärksam på ditt andningsmönster, eftersom detta är synnerligen betydelsefullt för att höja energinivåerna och vitaliteten. När du väl har lyckats bygga upp konditionen bör du ha som mål att utföra hela övningen 10 gånger.

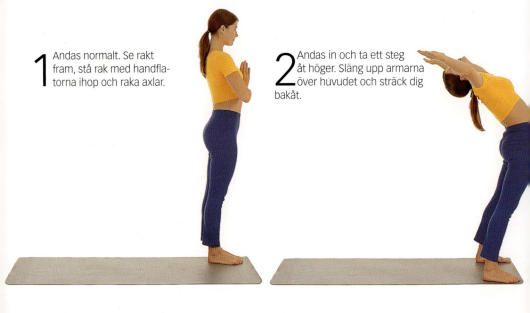

1 Andas normalt. Se rakt fram, stå rak med handflatorna ihop och raka axlar.

2 Andas in och ta ett steg åt höger. Släng upp armarna över huvudet och sträck dig bakåt.

3 Andas ut medan du för samman fötterna och slappnar av nedåt. Knäpp händerna runt vristerna och försök nudda knäna med pannan. Böj knäna en aning om du känner för det.

4 Andas in och för höger ben bakåt så långt du kan med tårna inböjda under, räta sedan ut benet som i steg 11. Höj armarna med handflatorna sammanpressade. Andas normalt.

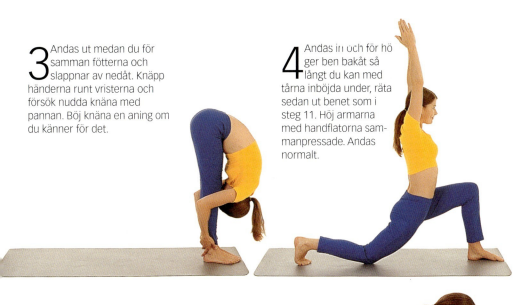

5 Räta ut båda benen bakom dig och res dig upp på armar och fötter. Håll armarna raka hela tiden.

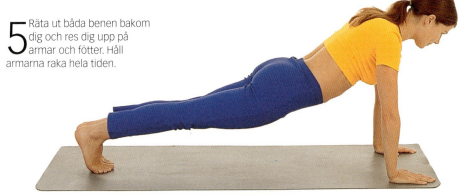

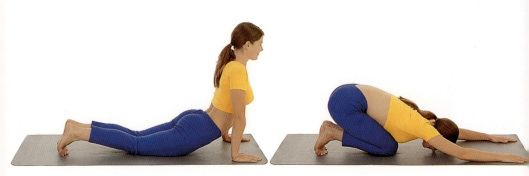

6 Sänk dig ner på knäna och håll blicken stadigt riktad framåt. Försök att inte göra några onödiga rörelser.

7 Luta dig bakåt på hälarna och sträck armarna framåt för att avlasta ryggen.

9 Håll andan, räta ut armarna och "gunga" framåt med höfterna. Krök ryggraden.

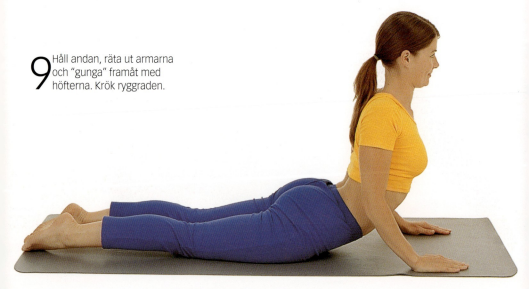

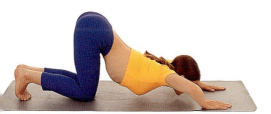

8 Andas in och dyk framåt som en orm med hakan snuddande vid golvet. Böj armbågarna.

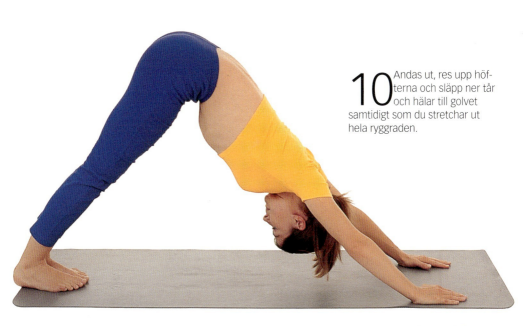

10 Andas ut, res upp höfterna och släpp ner tår och hälar till golvet samtidigt som du stretchar ut hela ryggraden.

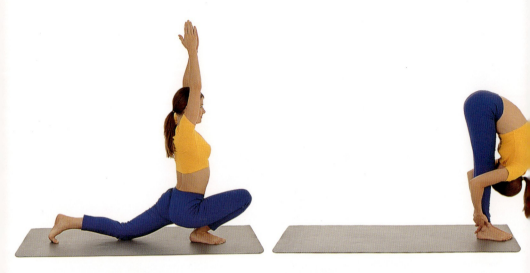

11 Andas in och för ditt högra ben framåt samtidigt som du sträcker ut vänster ben bakåt (precis som det högra benet i steg 4). Lyft armarna med handflatorna ihop. Andas normalt.

12 Andas ut och gå tillbaka till positionen i steg 3 genom att luta dig framåt och låta vänster fot förena sig med den högra. Knäpp händerna runt vristerna och räta därefter på knäna.

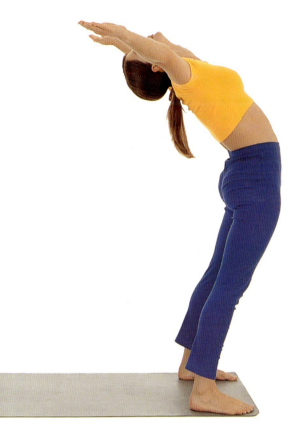

13 Andas in och ta ett steg åt höger. Sträck dig bakåt och se upp mot taket för att frigöra spänningar i ryggen.

14 Andas ut och återgå till steg 1. Upprepa alla rörelserna, men den här gången för du det andra benet bakåt i steg 4 och 11.

Energigivaren

Yoga är emot uttrycket "vill man bli fin, får man lida pin", som hör ihop med de flesta andra former av träning. Hårda, påfrestande rörelser är ersatta av långsamma, mjuka övningar som ger kroppen nytt liv. Principen bakom yogaträning är att bygga upp energi snarare än att förbruka den. I yoga handlar det om att kombinera rätt andning med träning. När vi andas med utgångspunkt från diafragman ökas lungkapaciteten och syret når lättare ut i blodomloppet.

Yogaträning frigör blockeringar och förbättrar cirkulationen så att kroppen går lika bra som en välskött bil. När du övar och hela tiden blir bättre och bättre kommer du att klara av att hålla positionerna längre och längre. Detta gör att kroppen arbetar hårdare och därmed ger dig mer energi. Ja, det är verkligen så när det gäller energifilosofin inom yoga att ju mer du använder den, desto mer får du tillbaka. Resultatet blir dynamiskt och positivt.

Övningarna i detta avsnitt ska utföras i snabbare tempo, men försök att andas normalt. Det här träningspasset kan också användas som uppvärmning för alla avsnitt utom Komma igång.

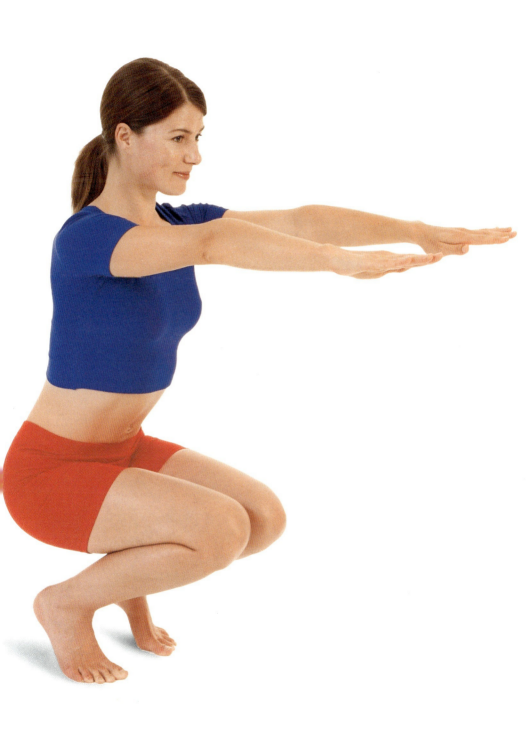

Hoppet

Hoppet är en fantastisk övning som ger energi och nytt liv åt hela kroppen. Att hoppa ökar hjärtfrekvensen och blodcirkulationen och får dig att känna dig ung och vital. Eftersom denna övning är ganska ansträngande är det viktigt att du andas regelbundet. Kom också ihåg att andas genom näsan.

1. Börja med att stå i andra positionen med armarna lyfta över huvudet. Fingrarna ihop och pekandes uppåt. Andas normalt.

2. Andas in. Böj knäna, kasta armarna bakåt och förbered dig på att hoppa. Knäna ska vara parallella med fötterna.

3. Andas ut och hoppa så högt du kan medan du slänger upp armarna över huvudet och har fötterna tätt ihop. Upprepa övningen 6–12 gånger.

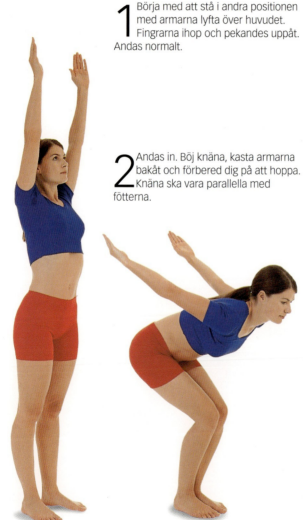
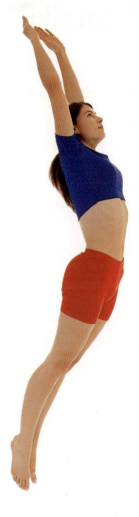

energigivaren

Energikicken

Den här övningen är mer avancerad eftersom den kombinerar hopp med en snabb rörelse framåt. Koordinationen är mycket viktig och det kan vara bra att visualisera dig själv i den avslutande posen innan du sätter igång.

Rörelserna bör vara graciösa med smidig övergång från den ena rörelsen till den andra. Pulsen kommer att öka och ge en extra energikick.

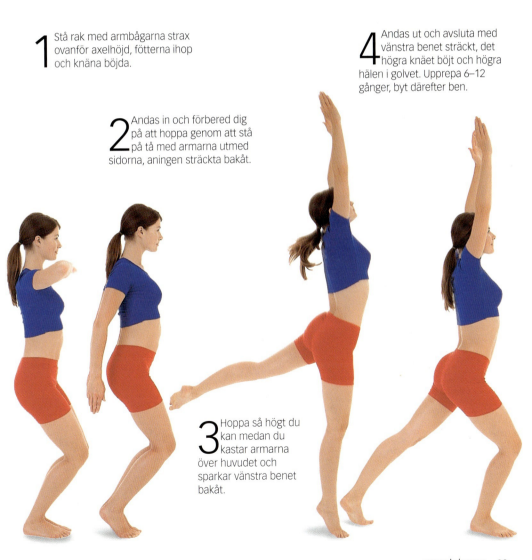

1. Stå rak med armbågarna strax ovanför axelhöjd, fötterna ihop och knäna böjda.

2. Andas in och förbered dig på att hoppa genom att stå på tå med armarna utmed sidorna, aningen sträckta bakåt.

3. Hoppa så högt du kan medan du kastar armarna över huvudet och sparkar vänstra benet bakåt.

4. Andas ut och avsluta med vänstra benet sträckt, det högra knäet böjt och högra hälen i golvet. Upprepa 6–12 gånger, byt därefter ben.

Knäböjning 1

Knäböjningar stärker nedre delen av ryggen och musklerna i ben, lår, höfter och överarmar. De förbättrar cirkulationen och kan lindra krämpor som reumatism och artrit i benen.

Dessa övningar ingår i grundteknikerna ("jordnära") och genom att lära dig beslutsamhet och tålamod kommer du att upptäcka att vardagsproblemen blir lättare att ta itu med.

1 Stå rak i perfekt ställning och lyft armarna till axelhöjd. Fokusera blicken på en punkt framför dig.

2 Balansera på tåspetsarna. Se till att lilltån är tryckt mot golvet.

3 Med blicken fortfarande fäst framåt böjer du knäna och håller ryggen rak. Res dig ännu högre upp på hälarna och håll stadigt kvar positionen så länge du kan. Andas djupt.

energigivaren

Knäböjning 2

Den här övningen ökar andningskapaciteten och ger i och med det förnyad kroppsenergi. Den hjälper till att lindra ischias genom att stärka diskarna i ländregionen, och den avslutande hängpositionen är bra för att lugna nerverna i detta område.

Det krävs mycket styrka i steg 2 – du kanske tycker det känns lättare om du föreställer dig att du har en stol bakom dig och sedan skjuter ut svansbenet som om du tänkte sätta dig på den.

1 Börja med att stå rak med fötterna 15 centimeter isär och armarna sträckta framåt i axelhöjd. Se rakt framåt.

2 Sträck ut hela ryggraden i en rak linje från svansbenet, dra dig bakåt så långt du kan. Andas djupt. Håll kvar så i 15 sekunder. Behåll knäna åtskilda och fötterna parallella.

3 Slappna av nedåt. Du känner dig antagligen andfådd och har en snabb hjärtrytm. Låt andningen återgå till normal frekvens.

4 Räta långsamt ut knäna om du kan. Häng kvar så i 5–10 sekunder, andas normalt. Andas in och återgå försiktigt till steg 1.

energigivaren

Knäböjning 3

Det här är en kraftfull övning som kräver massor av styrka och kondition, så försök inte utföra den förrän du behärskar Knäböjning 1 och 2. Du kanske kommer att uppleva darrningar i låren, vilket tyder på svaga muskler. Denna knäböjning hjälper till att minska celluliter och ökar cirkulationen i benen. Den är också en mycket bra förberedelse inför skidåkning.

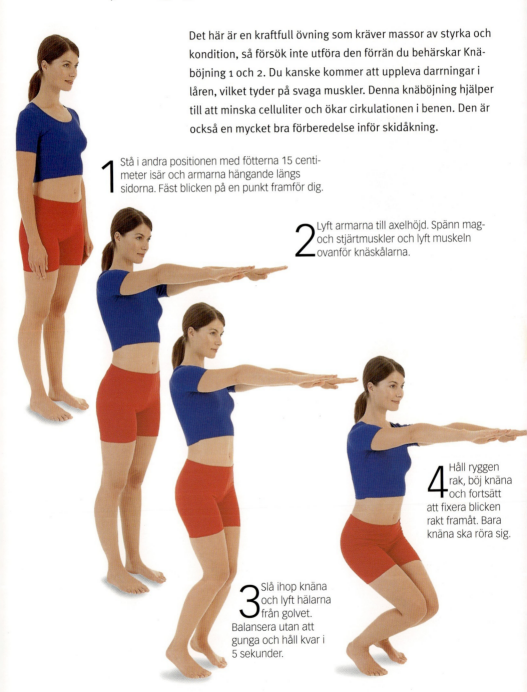

1 Stå i andra positionen med fötterna 15 centimeter isär och armarna hängande längs sidorna. Fäst blicken på en punkt framför dig.

2 Lyft armarna till axelhöjd. Spänn mag- och stjärtmuskler och lyft muskeln ovanför knäskålarna.

3 Slå ihop knäna och lyft hälarna från golvet. Balansera utan att gunga och håll kvar i 5 sekunder.

4 Håll ryggen rak, böj knäna och fortsätt att fixera blicken rakt framåt. Bara knäna ska röra sig.

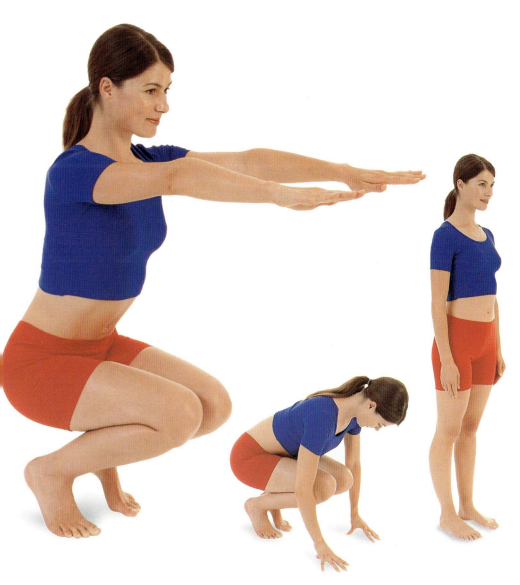

5. Böj knäna tills du nått 90 graders vinkel mellan höfter och knän, andas djupt och håll alla muskler spända så länge du orkar.

6. Slappna av nedåt och vänta tills andningen nått normal nivå. Energin flödar nu genom kroppen.

7. Räta långsamt upp ryggen och återgå till steg 1. Centrera dig själv och håll kvar i 5 sekunder.

Trädet

Balansen uppnås genom fokusering. Denna övning kan verka enkel, men du måste koncentrera dig ordentligt för att kunna stå stilla. Tänk dig själv som en staty. Benet du står på måste hållas rakt hela tiden. Tryck tårna mot golvet och lyft knäet uppåt genom att spänna muskeln ovanför knäskålen. Var försiktig så att du inte överanstränger dig.

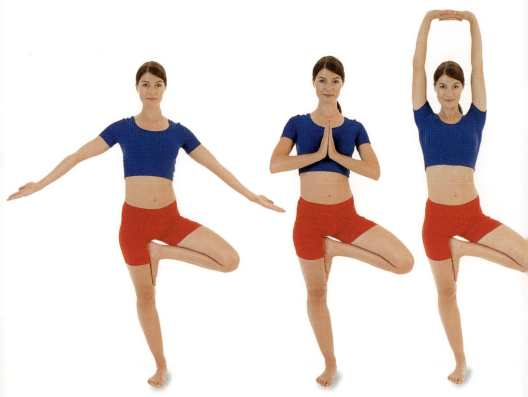

1 Starta i perfekt ställning med blicken fokuserad framåt. Placera vänster fot så högt upp du kan på insidan av höger lår. Öppna armarna utåt sidorna. Balansera och centrera dig själv.

2 För samman handflatorna men behåll axlarna raka. Denna position öppnar upp höfterna och ökar på så sätt rörligheten.

3 Lyft upp armarna och knäpp händerna. Sträck dig uppåt som ett träd, med ena foten stadigt på marken. Balansera så länge du orkar.

Bokstaven T

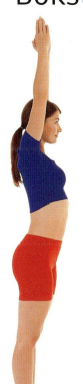

Det här är den enda yogarörelse som inte bör hållas i mer än 10 sekunder. Den är kraftfull och dynamisk och ökar puls- och hjärtverksamheten, stärker hjärtmuskeln och ökar lungkapaciteten. Den förbättrade cirkulationen, som den ger upphov till, är till nytta för hela kroppen.

Bokstaven T lär dig perfekt kroppskontroll och förbättrar din mentala kraft. Den stärker inte bara höfterna, stjärten och övre lårmuskulaturen, den utvecklar även muskelspänsten i axlar och överarmar. Detta på grund av att armarna hålls sträckta och armbågarna raka.

När du böjer dig framåt, fortsätt att tänka som om du sträckte dig uppåt. Detta motverkar att du böjer ryggen. När du har intagit position 3, fortsätt att sträcka ut kroppen med full kraft.

1 Stå rak med fötterna ihop och sträck upp armarna över huvudet, tätt intill öronen. Pressa samman handflatorna och korsa tummarna.

2 Sträck ditt vänstra ben bakåt, håll knäet rakt. Fäst blicken på en punkt framför dig.

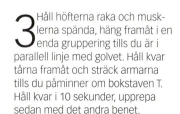

3 Håll höfterna raka och musklerna spända, häng framåt i en enda gruppering tills du är i parallell linje med golvet. Håll kvar tårna framåt och sträck armarna tills du påminner om bokstaven T. Håll kvar i 10 sekunder, upprepa sedan med det andra benet.

energigivaren **45**

Benlyftet

Dessa benlyft stärker benmuskulaturen och ökar rörligheten i höfterna och hamstringmusklerna (bakre lårmusklerna). De förbättrar även koncentrationen genom att stimulera dig till att fokusera på andningstekniken. När du byter position, gör rörelserna noggrant och med sinne och kropp så stilla som möjligt. Om du tycker det är svårt att lägga huvudet mot knäet, tvinga inte dig själv. Så småningom kommer hamstringmusklerna att bli mindre spända och benen mer elastiska.

1 Ligg platt på golvet med armarna efter sidorna. Håll ögonen öppna och fäst blicken uppåt medan du andas djupt och långsamt.

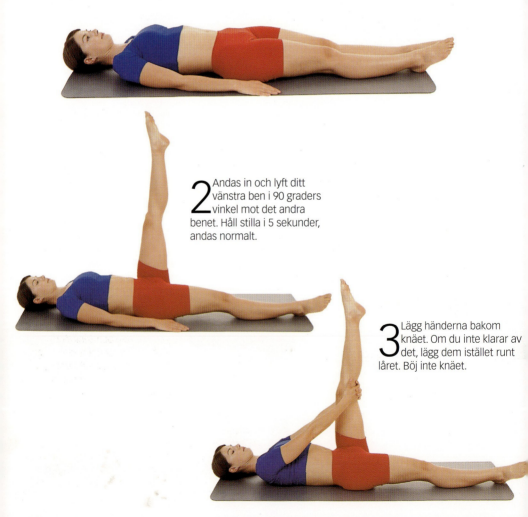

2 Andas in och lyft ditt vänstra ben i 90 graders vinkel mot det andra benet. Håll stilla i 5 sekunder, andas normalt.

3 Lägg händerna bakom knäet. Om du inte klarar av det, lägg dem istället runt låret. Böj inte knäet.

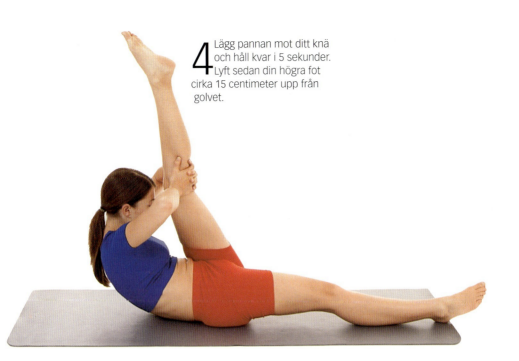

4 Lägg pannan mot ditt knä och håll kvar i 5 sekunder. Lyft sedan din högra fot cirka 15 centimeter upp från golvet.

5 För samman fötterna med tårna pekande uppåt. När du nu håller dig så stilla som möjligt i 5 sekunder kommer du att känna hur magmusklerna arbetar.

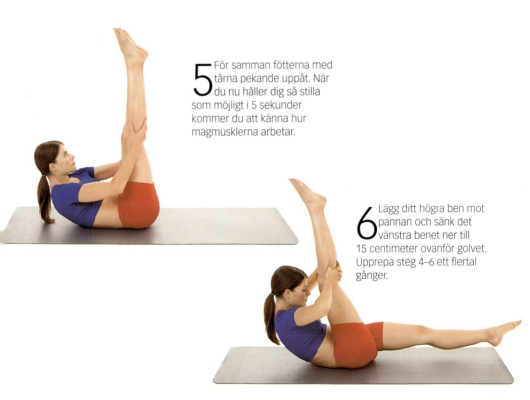

6 Lägg ditt högra ben mot pannan och sänk det vänstra benet ner till 15 centimeter ovanför golvet. Upprepa steg 4–6 ett flertal gånger.

Lyft för bakre delen av benen

Detta lyft är särskilt bra träning för sätesmuskulaturen. När folk blir äldre börjar deras sätesmuskler bli slappa och man upplever att baksidan av kroppen är ett besvärligt område att träna. De flesta yogaövningar stärker dessa muskler, eftersom man hela tiden får ge akt på sin kroppshållning – svansbenet ska alltid hållas in och stjärten spänd. Bakbenslyftet stärker även nedre delen av ryggen och ger spänst åt buk- och benmuskler. Det hjälper också till att bota krämpor som till exempel ischias och ryggskott. Det här är en ansträngande övning, så se till att andas djupt och jämnt under hela passet.

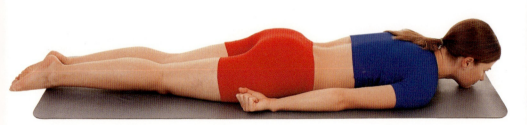

1. Börja med att lägga hakan mot golvet, armarna längs sidorna och händerna knutna. Sträckta vrister och tår.

2. Andas in, lyft högra benet i 45 graders vinkel mot golvet. Håll ner höftbenet. Håll kvar i 10 sekunder, andas normalt.

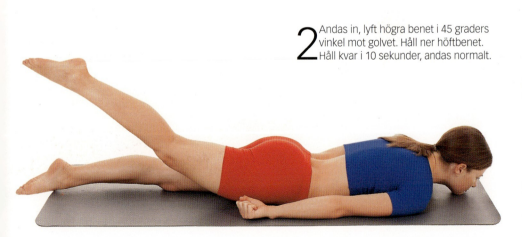

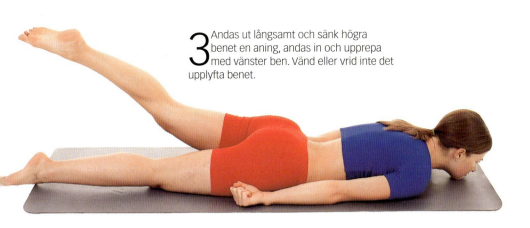

3 Andas ut långsamt och sänk högra benet en aning, andas in och upprepa med vänster ben. Vänd eller vrid inte det upplyfta benet.

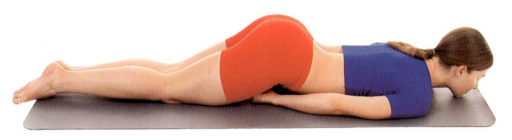

4 Lyft höfterna från golvet och lägg armbågarna under höftbenen. Håll kvar hakan mot golvet.

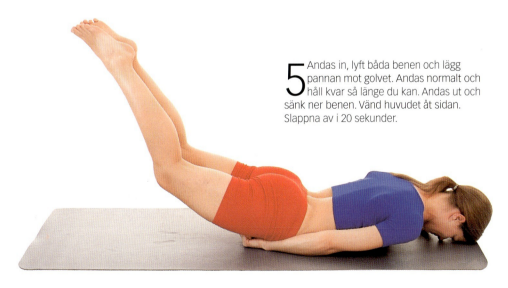

5 Andas in, lyft båda benen och lägg pannan mot golvet. Andas normalt och håll kvar så länge du kan. Andas ut och sänk ner benen. Vänd huvudet åt sidan. Slappna av i 20 sekunder.

Jetplanet

Jetplanet är en snabb övning som ökar pulsen, förbättrar elasticiteten i hela kroppen och bygger upp konditionen. Den stärker korsryggen och muskelspänsten i höfter, stjärt och lår. Den har också en god inverkan på bukmusklerna när du balanserar på höftbenet. När du kommer till steg 5 känner du dig nästan som ett jetplan redo för start!

1 Ligg på sidan och balansera på armbågen, se till att den är rakt under skulderbladet. Flexa fötterna och håll knäna raka.

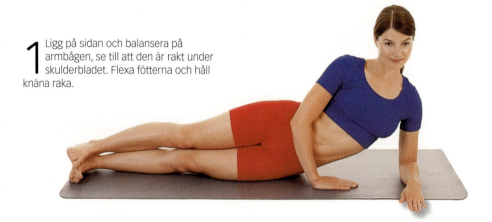

2 Böj högra knäet och ta tag i stortån med höger hand, håll tummen böjd. Höger lår ska befinna sig i 90 graders vinkel mot vänster ben.

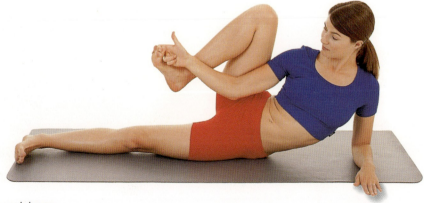

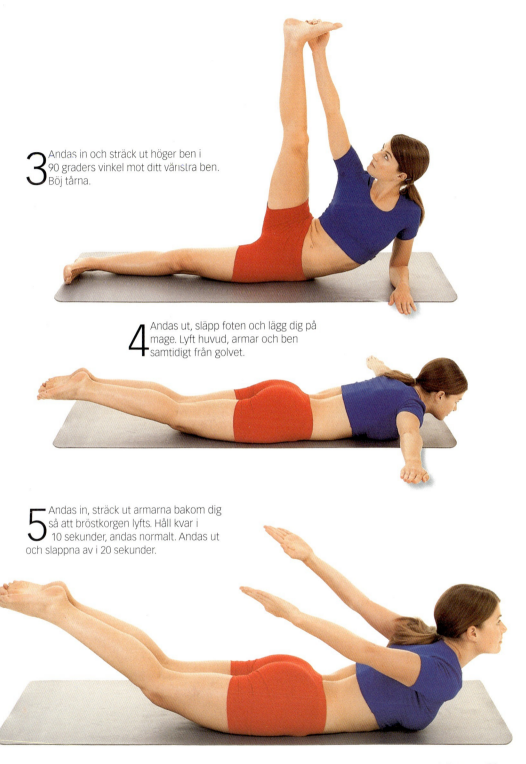

3 Andas in och sträck ut höger ben i 90 graders vinkel mot ditt vänstra ben. Böj tårna.

4 Andas ut, släpp foten och lägg dig på mage. Lyft huvud, armar och ben samtidigt från golvet.

5 Andas in, sträck ut armarna bakom dig så att bröstkorgen lyfts. Håll kvar i 10 sekunder, andas normalt. Andas ut och slappna av i 20 sekunder.

Sittbalansövning

Denna övning stärker korsryggen och bukmusklerna. Den är särskilt bra för att ge platt mage, speciellt efter graviditet. Det är svårare att hålla balansen när man sitter ner eftersom man måste hålla ryggen rak samtidigt som man bär upp hela kroppstyngden utan att använda benmusklerna. När du avslutar övningen, slappna av i ryggläge som i steg 1 i Djupavslappning (se s. 122).

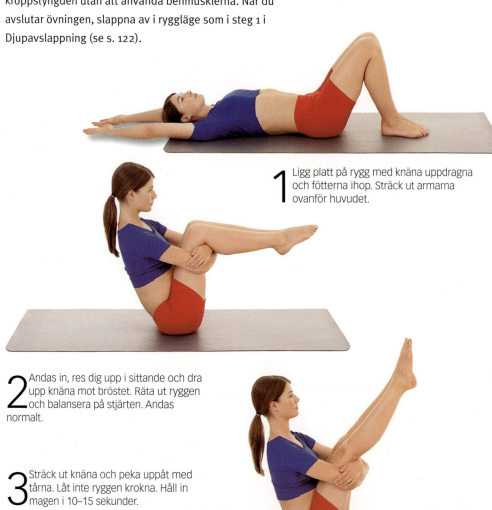

1 Ligg platt på rygg med knäna uppdragna och fötterna ihop. Sträck ut armarna ovanför huvudet.

2 Andas in, res dig upp i sittande och dra upp knäna mot bröstet. Räta ut ryggen och balansera på stjärten. Andas normalt.

3 Sträck ut knäna och peka uppåt med tårna. Låt inte ryggen krokna. Håll in magen i 10–15 sekunder.

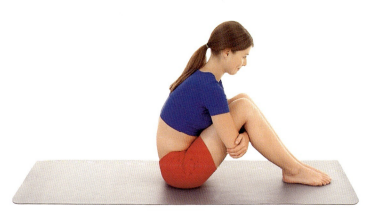

4 Andas ut och slappna av framåt, sätt ner fötterna på golvet. Böj huvudet och låt ryggraden sjunka ihop.

5 Sträck ut benen i hela sin längd från svansbenet. Andas normalt och sträck hakan framåt. Lägg fingrarna runt stortårna och böj tummarna.

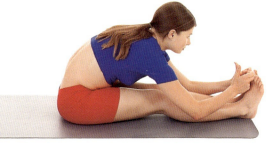

6 Sträck dig framåt så långt du kan, fäll sedan pannan mot knäna i 20 sekunder. Sätt dig upp och slappna av när du går ur positionen.

Balans på en arm

Denna övning är utmärkt för att stärka underarmar, överarmar och axlar. Även om den kanske ser svår ut kommer du att bli förvånad över hur enkel den är att utföra när kroppen är i god form. Om du har axlar, höfter och fötter i rak linje känns kroppen viktlös och du upptäcker att du har full kontroll.

Det går åt en hel del energi till dessa balansövningar på grund av den ökande koncentration som krävs. Allteftersom positionerna blir mer krävande bör du andas djupt i varje rörelse och du kommer då att känna hur energinivåerna höjs.

1 Ligg på mage med rak rygg, tårna mot golvet och händerna i linje med skulderbladen. Titta rakt fram.

2 Andas in och res dig upp på armarna, håll höfterna raka. Räta ut armbågarna, benen helt utsträckta och alla muskler spända.

3 Lägg dig på vänster hand och sträck upp höger arm. Se till att fötterna ligger parallellt och att hela kroppen hålls rak. Håll kvar i 8 sekunder, andas djupt.

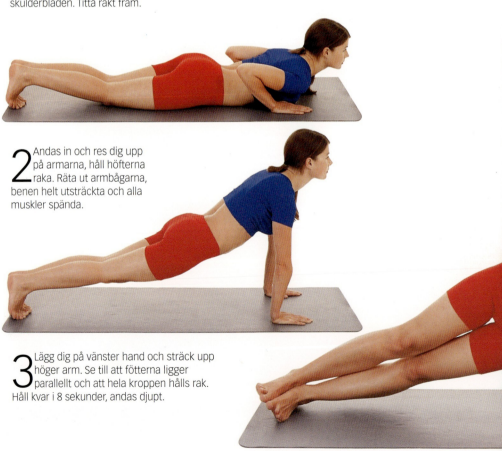

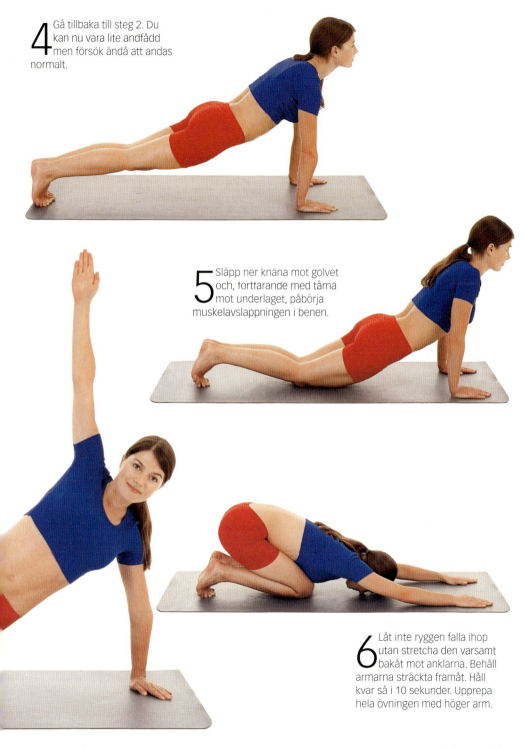

Stretchning med händerna

1 Sitt på hälarna med ryggen rak. Lägg höger arm bakom nedre delen av ryggen. Se till att handflatan pekar uppåt. Böj vänster armbåge och lyft armen över huvudet.

Många blir lite nedslagna när de provar den här övningen första gången eftersom den ser enkel ut men i själva verket är ganska svår. Kanske upptäcker du att du kan göra den på ena sidan men inte på den andra. Dock kan du med regelbunden träning känna hur spända muskler blir mer elastiska. Eftersom den här övningen är utformad för att öka bröstmuskelkapaciteten och få bort spänningar i nacke och axlar är det viktigt att du håller axlarna raka så att övre ryggpartiet håller en rak linje.

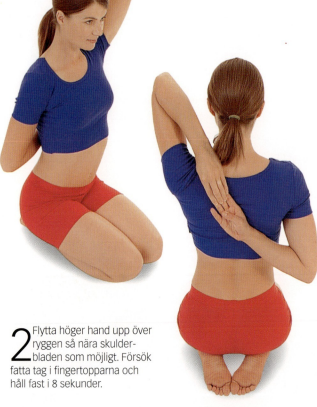

2 Flytta höger hand upp över ryggen så nära skulderbladen som möjligt. Försök fatta tag i fingertopparna och håll fast i 8 sekunder.

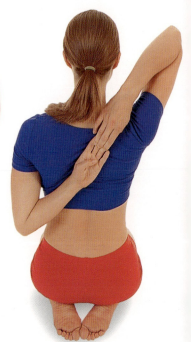

3 Upprepa övningen från andra hållet genom att ta vänster arm bakom dig och höger arm över axeln.

Andning med hjälp av armarna

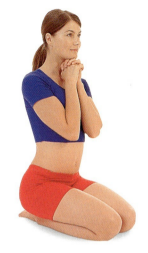

De flesta människor använder bara 10 procent av sin lungkapacitet när de andas. Detta leder till utarmning av energiresurserna och förvärrar andningsproblem som till exempel astma, emfysem och andfåddhet.

Den här andningstekniken är utformad för att motverka sådana problem. Den ökar lungkapaciteten och förbättrar cirkulationen i hela kroppen. När du andas in djupt och långsamt genom näsan känner du hur lungorna fylls med luft. När du håller armbågarna lyfta, håll då andan och känn spänningen i nacke, axlar och armbågar. När du sedan andas ut genom munnen ska du koncentrera dig på att släppa ut luften långsamt och i en jämn ström.

1 Sitt på hälarna med händerna knäppta under hakan. Se till att du har hakan parallell med underlaget.

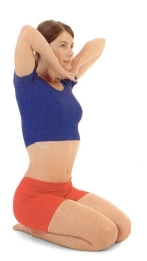

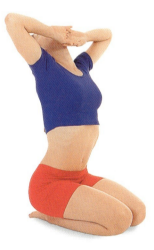

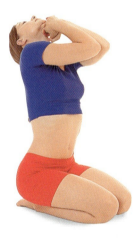

2 Andas in under 6 sekunder och lyft sedan båda armbågarna samtidigt så högt upp du kan. Böj dig inte framåt. Håll ryggen rak.

3 Gör rörelserna i ett flytande tempo, andas långsamt ut genom munnen medan du tittar uppåt och lutar huvudet bakåt.

4 Fortsätt att andas ut genom munnen medan du för ihop armbågarna. Håll fingrarna virade om varandra och knogarna mot hakan. Släpp ner armarna längs sidorna och vila ett ögonblick. Upprepa övningen 10 gånger.

Superstretchningen

Stretchning är det allra bästa sättet att uppnå kondition från topp till tå. I yogaträningen stretchas musklerna på längden till sitt absoluta maximum. Denna uttänjning förbättrar deras spänst och tar bort fettet runt varje cell, vilket hjälper till att minska celluliter och ge en snyggare kroppsform.

Stretchning påverkar hela kroppen genom att ge bättre blodcirkulation och lugna ner nervsystemet. Det är också det allra mjukaste sättet att ge avspänning åt muskelgrupperna, och rörelserna framåt, åt sidorna och bakåt låter kroppen få tillbaka sin perfekta kondition. Stretchning ökar rörligheten och smidigheten. Den rensar också kroppen från slaggprodukter, stimulerar lymfadränaget och stärker immunförsvaret och förebygger därmed vanligt förekommande krämpor.

När du stretchar i det här träningspasset ska du se dig själv som ett gummiband. Fortsätt hela tiden att dra och stretcha. När du avslutat passet kommer du att känna hur energin släpps loss – precis som när man släpper ett gummiband som varit sträckt till bristningsgränsen.

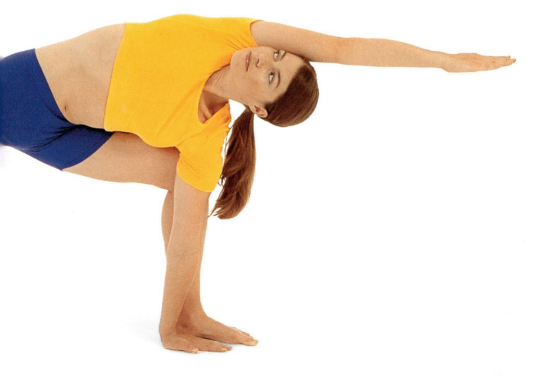

Uppåt-stretchning 1

Uppåtstretchning korrigerar dålig kroppshållning och ger grace och jämvikt. Sätt fötterna stadigt i golvet och sträck dig uppåt genom att lyfta musklerna ovanför knäskålarna och musklerna i lår, höfter och midja. Skjut ut bröstkorgen men håll skulderbladen nere. Sträck nacken men håll kvar haknivån precis som om ett snöre vore fäst vid ditt huvud och drog dig uppåt.

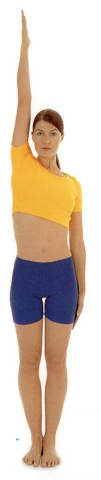
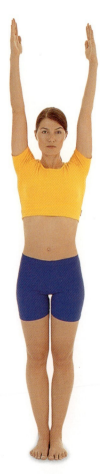
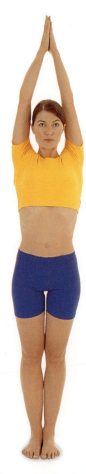

1 Stå rak i perfekt ställning och fördela kroppstyngden lika mellan hälar och tår. Lyft upp höger arm.

2 Tryck tårna mot golvet och lyft vänster arm. Stretcha uppåt, håll ner axlarna. Håll så i 5 sekunder.

3 För samman handflatorna, ha armbågarna raka och så nära öronen som möjligt. Håll kvar i 5 sekunder.

Uppåtstretchning 2

Den här stretchövningen tar dig ett steg längre än föregående. Den fokuserar på din uppmärksamhet medan du balanserar på dina tår. Varenda muskel spänns medan ditt medvetande förblir absolut stilla. Ju längre du står på tå, desto mer kontroll över kroppen får du. Det är mycket viktigt att du lyfter muskeln ovanför knäskålen när du stretchar. Detta hjälper dig att hålla balansen.

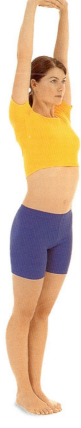

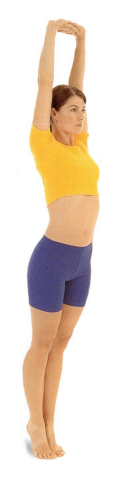

1. Stå med fötterna ihop och armarna uppåtsträckta över huvudet. Knäpp ihop fingrarna och håll armbågarna raka.

2. Fokusera uppmärksamheten framåt, lyft hälarna från golvet och balansera på tårna. Fortsätt att stretcha uppåt med varenda muskel i kroppen.

Sidostretchning

Stretchning åt sidorna är en mycket viktig rörelse för att bibehålla rörligheten och en ungdomlig framtoning. Sidostretchen formar midjan och tar bort överskottsfett från höfter och lår. Du ska utgå från höfterna, inte från midjan, och hålla höfterna raka och fötterna stadigt i golvet. Det är viktigt att inte luta sig framåt. Föreställ dig att du stretchar från tårna till fingertopparna.

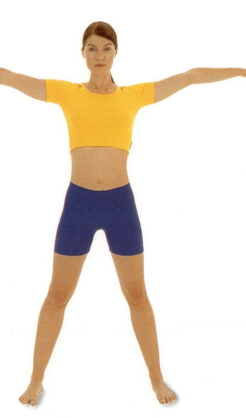

1 Stå rak med armarna utåtsträckta. Fötterna bör vara 1 meter isär med tårna framåt. Andas normalt.

2 Andas in och sträck upp armarna över huvudet. Stretcha uppåt så högt du kan med handflatorna uppåt och fingrarna i varandra.

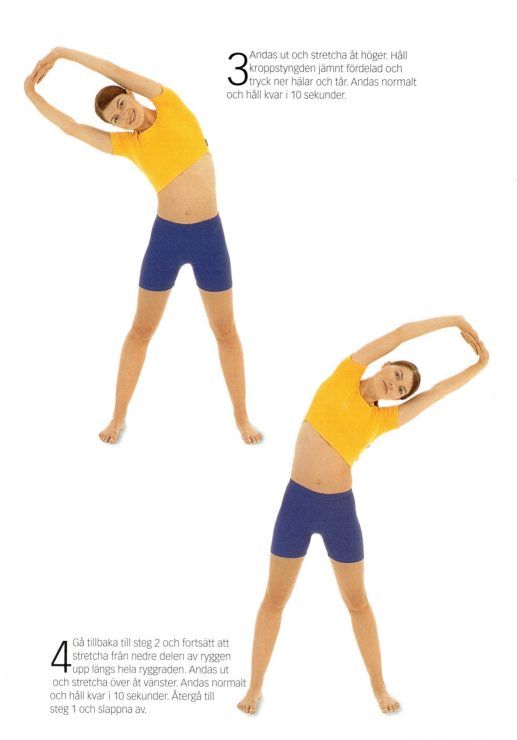

3 Andas ut och stretcha åt höger. Håll kroppstyngden jämnt fördelad och tryck ner hälar och tår. Andas normalt och håll kvar i 10 sekunder.

4 Gå tillbaka till steg 2 och fortsätt att stretcha från nedre delen av ryggen upp längs hela ryggraden. Andas ut och stretcha över åt vänster. Andas normalt och håll kvar i 10 sekunder. Återgå till steg 1 och slappna av.

Triangeln

Denna övning går ett steg längre än sidostretchningen och ger mer rörlighet i benmuskler och höfter. Att stretcha ryggraden lika på båda sidor ökar dess elasticitet och stärker spinalnerverna och lindrar på så sätt ryggsmärtor och nackproblem. Triangeln utvecklar också bröstmusklerna, stärker bukorganen och förbättrar konditionen. Den här övningen ser kanske enkel ut men det är svårare än man tror att få den raka armen i linje med den raka ryggen som i steg 4.

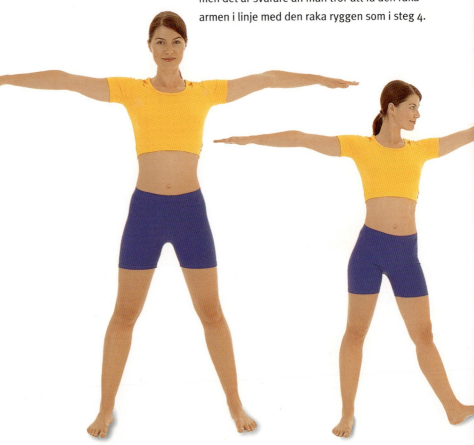

1 Stå rak med armarna utåtsträckta. Håll axlarna raka och räta ut armbågarna. Håll ihop fingrarna. Fötterna bör vara 1 meter isär, tårna framåt. Andas normalt.

2 Vrid vänster fot i 90 grader och ha höger fot lätt inåtvänd. Vänster häl bör vara i linje med höger vrist.

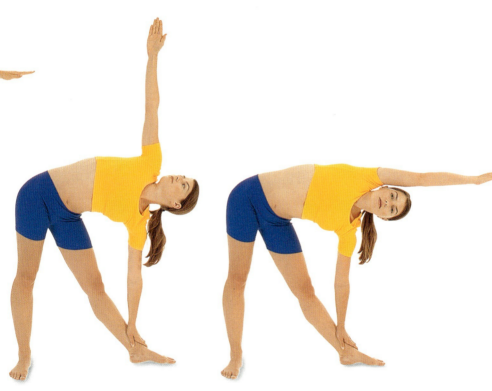

3 Andas ut och stretcha från höften över till vänster sida. Lägg ner vänster handflata på vristen och sträck upp höger arm i linje med vänster axel. Titta uppåt på höger hand. Andas normalt och håll kvar i 20 sekunder.

4 Sträck ut höger arm intill örat och håll armbågen rak. Fortsätt att titta uppåt och stretcha ryggraden tills huden känns stram över muskeln. Håll kvar i 15 sekunder, gå sedan tillbaka till steg 1 och upprepa med höger ben.

Stretchningar huvud till knä

Dessa rörelser stärker benen och förbättrar balans och koncentration. När huvudet vilar mot knäet drar bukorganen ihop sig och stärks. Flödet av nytt syre vitaliserar, rensar och renar dessa organ. När du utför de här övningarna bör du se till att höfterna och bålen är vända rakt åt sidan. Du måste känna att det drar ordentligt i baksidan av knäet. Om du inte kan hålla knäet rakt, böj det då som i steg 5.

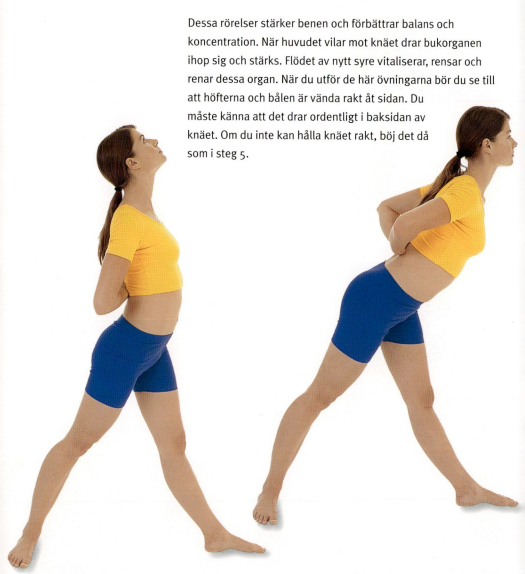

1 Börja med steg 1 i Triangeln (se s. 64), vrid dig sedan åt sidan och knäpp händerna bakom dig. Titta uppåt, för ryggen lätt bakåt som en valvbåge och andas in.

2 Andas ut och stretcha från svansbenet med hakan sträckt framåt. Håll båda knäna raka med knäskålarna låsta för att behålla balansen.

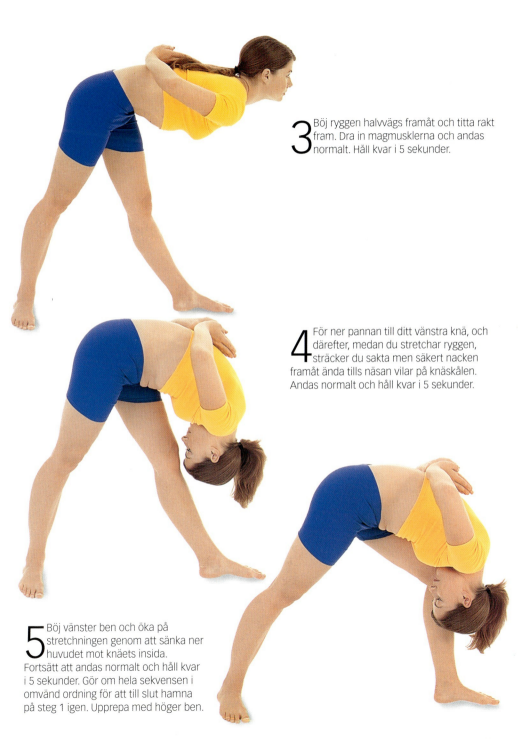

3 Böj ryggen halvvägs framåt och titta rakt fram. Dra in magmusklerna och andas normalt. Håll kvar i 5 sekunder.

4 För ner pannan till ditt vänstra knä, och därefter, medan du stretchar ryggen, sträcker du sakta men säkert nacken framåt ända tills näsan vilar på knäskålen. Andas normalt och håll kvar i 5 sekunder.

5 Böj vänster ben och öka på stretchningen genom att sänka ner huvudet mot knäets insida. Fortsätt att andas normalt och håll kvar i 5 sekunder. Gör om hela sekvensen i omvänd ordning för att till slut hamna på steg 1 igen. Upprepa med höger ben.

superstretchningen

Stående vridning

Stående vridning är en "svängande-triangel-övning" som hjälper till att lindra vissa ryggproblem, särskilt ryggskott och ischias. Den stärker också benmuskulaturen, sätter fart på bukorganen och ökar rörligheten i höfterna. Håll benen raka, och när du böjer dig framåt med utgång från korsryggen låter du handen glida nedför benet till vristen. Grip tag om ankeln och vrid dig uppåt så mycket du kan.

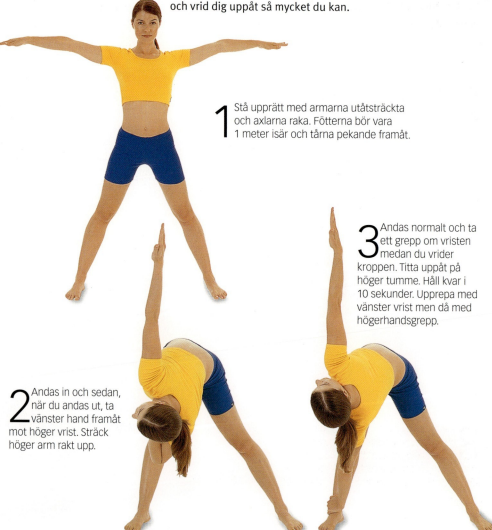

1 Stå upprätt med armarna utåtsträckta och axlarna raka. Fötterna bör vara 1 meter isär och tårna pekande framåt.

2 Andas in och sedan, när du andas ut, ta vänster hand framåt mot höger vrist. Sträck höger arm rakt upp.

3 Andas normalt och ta ett grepp om vristen medan du vrider kroppen. Titta uppåt på höger tumme. Håll kvar i 10 sekunder. Upprepa med vänster vrist men då med högerhandsgrepp.

Krigaren

Krigaren är en dynamisk stretchövning som ger självförtroende och säkerhet. Den kanske ser enkel ut men att stå kvar i exakt position är inte helt lätt. Yogaträning lär oss rörelsedisciplin och varje liten detalj måste följas för att få ut mesta möjliga av träningen. Under utfallet bör knäet vara ovanför foten och inte längre fram, eftersom det kan belasta knäet för mycket – du bör eftersträva att ha 90 graders vinkel mellan låret och nedre delen av benet.

1 Stå rak med armarna utåtsträckta. Håll axlarna nere och räta ut armbågarna, fingrarna ihop. Fötterna bör hållas cirka 1 meter och 20 centimeter isär med tårna framåt. Andas normalt.

2 Vrid vänster fot i 90 graders vinkel och höger fot aningen inåtriktad. Vänster häl bör vara i linje med höger vrist.

3 Gör ett utfall med vänster knä tills ditt vänstra lår är parallellt med golvet. Håll ryggen upprätt och ditt högra ben rakt med foten platt mot golvet. Håll kvar i 10–15 sekunder. Upprepa övningen med höger ben.

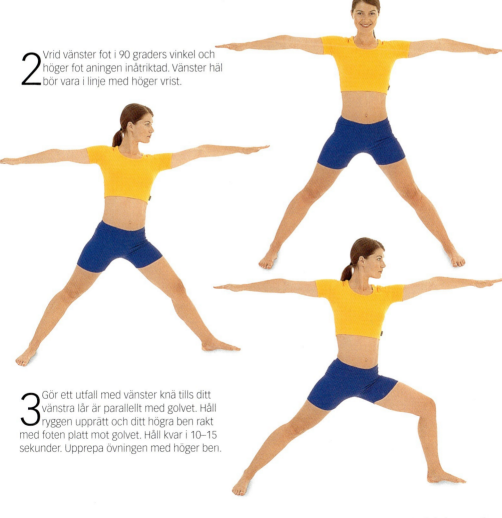

Avancerad krigarposition

Denna intensiva stretchning stärker varenda muskel och sena i kroppen. Den trimmar övre delen av låren, höfterna och midjan, vitaliserar de inre organen samt lugnar nerverna. Den är också mycket välgörande för körtelsystemet (endokrina systemet) som består av hypofysen, sköldkörteln, bukspottkörteln och könskörtlarna, som avsöndrar hormoner. Yogaställningarna bidrar till att stärka det endokrina systemet och hålla känslorna under kontroll.

1 Stå upprätt med armarna utåtsträckta, axlarna raka och fötterna isär. Tänk dig själv in i steg 4 för att förbereda dig på de svåra rörelser som följer.

2 Följ instruktionerna för steg 2 och 3 i Krigaren (se s. 69). Fördela kroppstyngden lika mellan båda benen och placera fötterna stadigt i golvet. Försök att uppnå 90 graders vinkel mellan låret och underbenet.

3 Lägg vänster handflata mot golvet. Samtidigt som du vrider bålen uppåt skjuter du sedan fram mage och höfter för att räta ut ryggen. Vrid huvudet så mycket att hakan nästan snuddar vid höger axel. Andas djupt. Håll kvar i 10 sekunder.

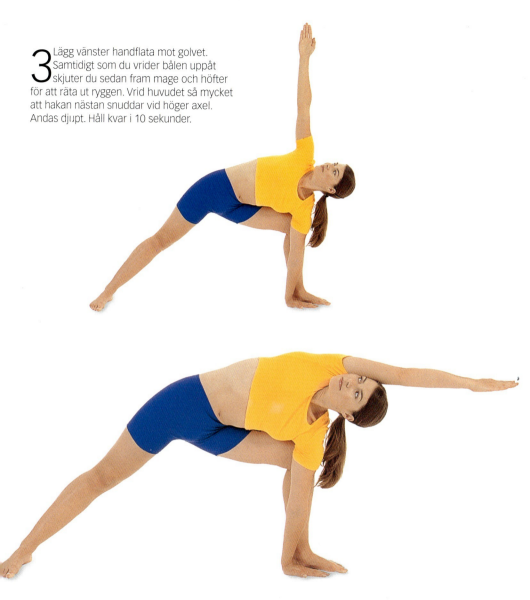

4 Flytta höger arm så nära örat som möjligt, håll armbågarna raka. Fingrarna ska hållas tätt ihop och handflatan nedåtriktad. Räta upp ryggen lite till. Återgå till steg 2, sedan till steg 1, upprepa sekvensen med andra benet och avsluta övningen på det sätt som visas ovan.

Huvudet mot golvet

Framåtstretchning med utgångsläge från höfterna har en synnerligen god inverkan på centrala nervsystemet. Rörligheten ökar i hamstringmusklerna (bakre lårmusklerna) och höfterna och ryggen får ny kraft på grund av förbättrad cirkulation. Det är mycket viktigt att tänka på att "dra ut på längden" från svansbenet snarare än från midjan. Ryggen ska alltid hållas rak och du ska gå in mjukt och fint i rörelserna. Aldrig hastiga, ryckiga rörelser.

1 Andas in. Lägg handflatorna på höfterna och med fötterna i andra positionen. Böj dig framåt och dra in magmusklerna.

2 Andas ut och släpp efter framåt. Att hålla armbågarna bakåt hjälper dig att öppna upp bröstkorgen.

3 Ta tag i vristerna och sänk dig nedåt så långt du kan utan obehag och böj samtidigt armbågarna.

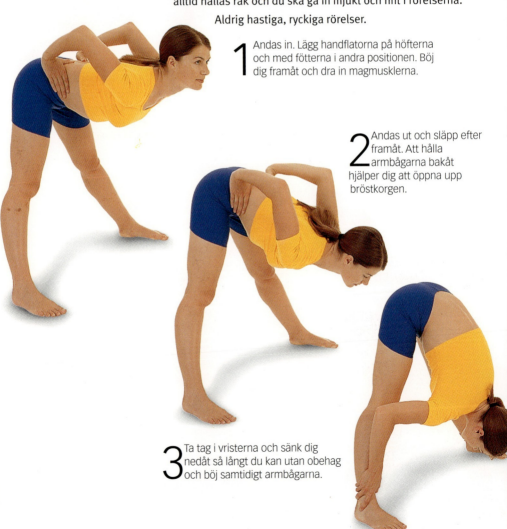

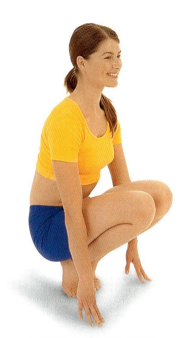

5 Gå tillbaka samma väg och på samma sätt, andas ut och gör ett hopp med fötterna ihop till första positionen med hälarna upplyfta.

6 Andas in, räta upp ryggen och balansera på tårna. Res dig upp medan du sakta rätar ut ryggraden.

4 Lägg handflatorna mot golvet och "gå" med hjälp av dem så långt du kan framåt, räta ut ryggen. Håll kvar i 30 sekunder.

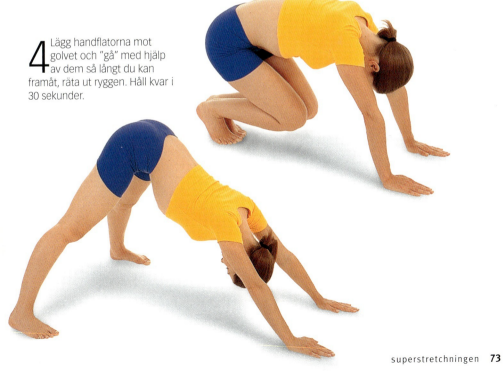

superstretchningen

Sittande sidostretchning

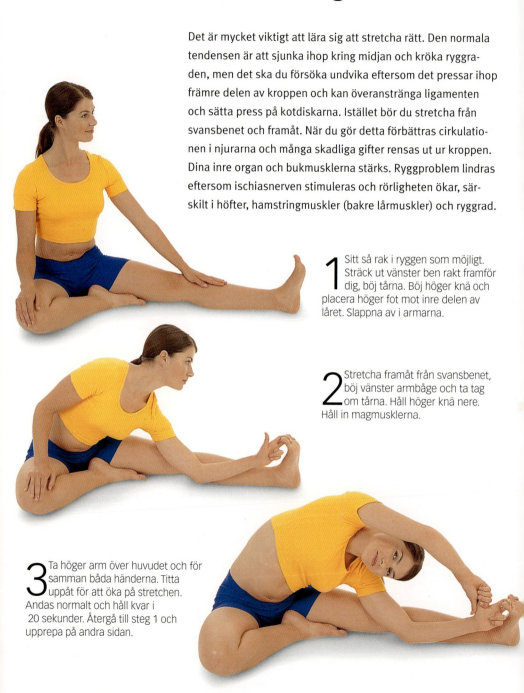

Det är mycket viktigt att lära sig att stretcha rätt. Den normala tendensen är att sjunka ihop kring midjan och kröka ryggraden, men det ska du försöka undvika eftersom det pressar ihop främre delen av kroppen och kan överanstränga ligamenten och sätta press på kotdiskarna. Istället bör du stretcha från svansbenet och framåt. När du gör detta förbättras cirkulationen i njurarna och många skadliga gifter rensas ut ur kroppen. Dina inre organ och bukmusklerna stärks. Ryggproblem lindras eftersom ischiasnerven stimuleras och rörligheten ökar, särskilt i höfter, hamstringmuskler (bakre lårmuskler) och ryggrad.

1 Sitt så rak i ryggen som möjligt. Sträck ut vänster ben rakt framför dig, böj tårna. Böj höger knä och placera höger fot mot inre delen av låret. Slappna av i armarna.

2 Stretcha framåt från svansbenet, böj vänster armbåge och ta tag om tårna. Håll höger knä nere. Håll in magmusklerna.

3 Ta höger arm över huvudet och för samman båda händerna. Titta uppåt för att öka på stretchen. Andas normalt och håll kvar i 20 sekunder. Återgå till steg 1 och upprepa på andra sidan.

Höfterna och lårens insidor

Många tycker att det är svårt i början att sitta upprätt med benen brett isär i andra positionen, eftersom deras buk- och korsryggsmuskler är svaga. När du utför den här stretchningen ska du dra låren bakåt och trycka ner knäskålarna. Du ska inte kunna se något utrymme under knäna. Om du känner att du klarar av det, ta tag om stortån i steg 2.

1 Sitt upprätt och tryck ner svansbenet mot golvet. Håll samman handflatorna och ha benen brett isär i andra positionen. Andas normalt, sedan andas du in. Medan du långsamt andas ut böjer du dig åt vänster.

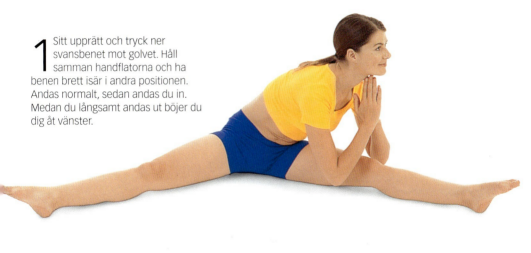

2 Stretcha framåt över vänster ben och ta tag om vänster fot med båda händerna. Andas djupt i 10 sekunder. Återgå till utgångsläget och upprepa övningen men den här gången böjer du dig åt höger. Avsluta som i steg 1.

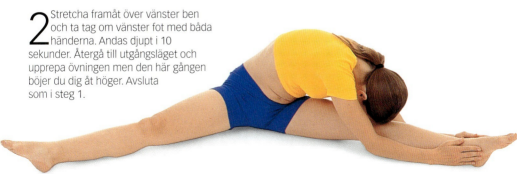

Ryggstretchning

Endast med övning och uthållighet kan dina höfter och lår bli smidiga nog att klara av den här övningen. Meningen med den är att få ner huvudet till golvet. Gör inga häftiga rörelser, andas djupt och slappna av i steg 2 för att öka rörligheten.

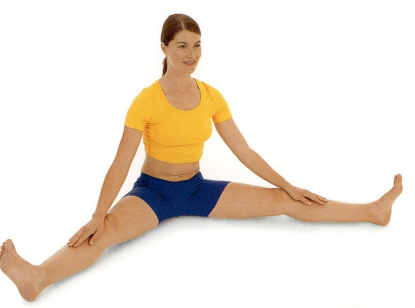

1. Sitt så rak i ryggen som du kan, tryck ner svansbenet mot golvet. Spärra ut benen så mycket det går i andra positionen. Böj tårna bakåt och tryck ner knäskålsmusklerna. Andas djupt.

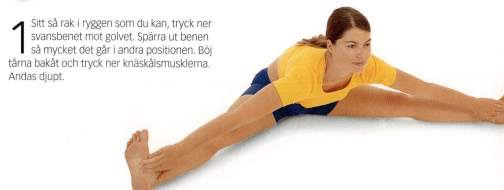

2. Behåll benen raka och placera händerna på insidan av knäna, vristerna eller, om du klarar det, på hälarna.

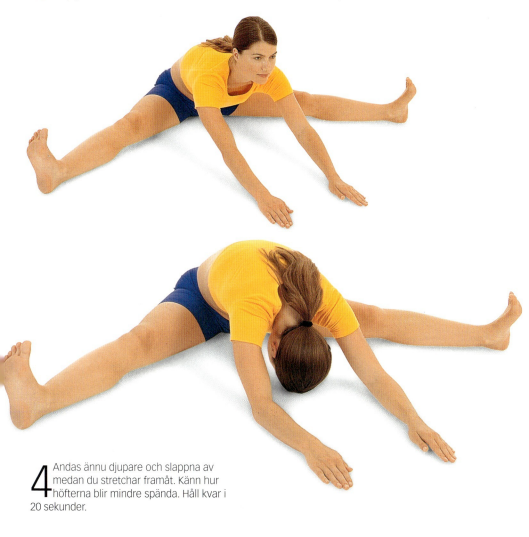

3 Lägg nu armarna på golvet framför dig och stretcha framåt så långt det är möjligt.

4 Andas ännu djupare och slappna av medan du stretchar framåt. Känn hur höfterna blir mindre spända. Håll kvar i 20 sekunder.

Höftstretchning

Den här stretchövningen är särskilt utformad för att ge höftlederna en omgång. Att luta sig framåt i den här positionen fungerar som en naturlig tyngd för att varsamt öppna höfter och lår. När du utför övningen ska du andas djupt från diafragman för att spänna av och frigöra musklerna.

1 För samman fotsulorna och håll om tårna. Andas.

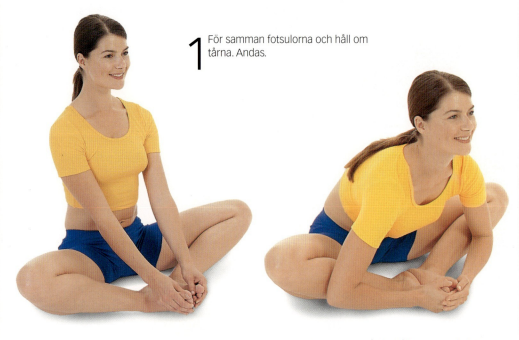

2 Luta dig framåt, behåll ryggen rak. Lyft hakan framåt. När du har nått din maxgräns i stretchningen, slappna av nedåt.

3 Sänk långsamt ner pannan mot fötterna. Försök att trycka knäna utåt utan att forcera. Håll kvar och andas djupt i 10 sekunder.

Livskraft

Denna andningsteknik centrerar kroppen och håller sinnet stilla. Den ger ett jämnt energiflöde och hjälper spända muskler att slappna av. När du utövar den här tekniken kommer du att känna hur energin strömmar genom hela kroppen efter stretchningen. Sitt i lotus- eller halvlotusställning. Alternativt kan du, om du tycker att den positionen är obekväm, försöka sitta med korslagda ben eller i en stol.

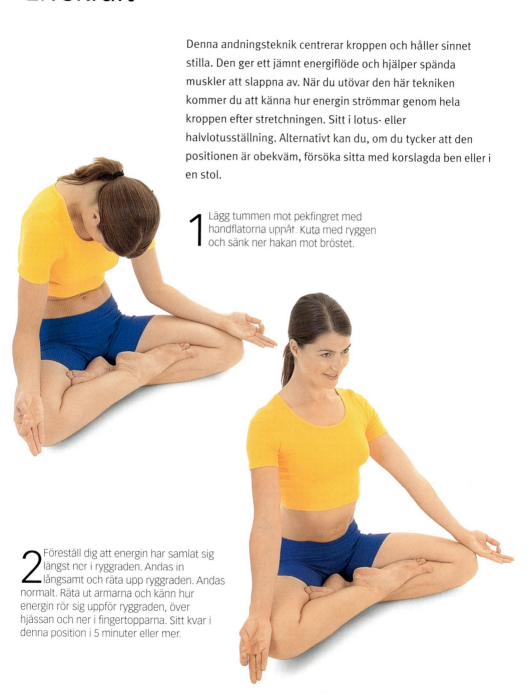

1 Lägg tummen mot pekfingret med handflatorna uppåt. Kuta med ryggen och sänk ner hakan mot bröstet.

2 Föreställ dig att energin har samlat sig längst ner i ryggraden. Andas in långsamt och räta upp ryggraden. Andas normalt. Räta ut armarna och känn hur energin rör sig uppför ryggraden, över hjässan och ner i fingertopparna. Sitt kvar i denna position i 5 minuter eller mer.

Klassisk yoga

Detta kapitel handlar om välkända tillämpningar av *hathayoga asana* som skänker kropp och själ harmoni. De övningar som följer är särskilt utformade för att bygga upp konditionen, öka rörligheten och spänsten samt förbättra koncentrationen. Du kommer att upptäcka att många rörelser har med balans att göra. Balans hör ihop med ett fokuserat medvetande, och själva sättet att kunna hålla en position under en viss tid kommer att få medvetande och kropp att samspela naturligt. Resultatet blir en underbar känsla av stillhet och lugn.

De klassiska övningarna är mycket stimulerande och dynamiska. Du kanske tycker att de verkar svåra till en början, men med regelbunden träning kommer du snart att göra framsteg. Kom alltid ihåg att andas djupt genom näsan från diafragman. Varje *asana* bearbetar ett särskilt organ i kroppen, och det är mycket viktigt att andas rätt så att nytt syre fördelas till kärlen i dessa organ.

När du upplever glädjen att kunna behärska flera *asana* kommer ditt liv att förändras genom en bättre hälsa och en mer positiv syn på tillvaron.

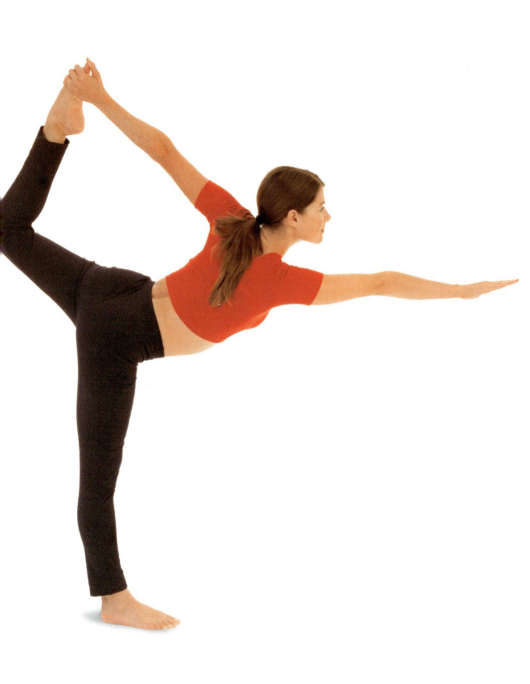

Örnen

Örnen kräver koncentration och rörlighet. Den stärker vadmusklerna och tar bort överflödigt fett från låren. Under utövandet bör du fokusera blicken på en punkt rakt framför dig och försöka hålla dig så stilla som du kan. Det här är en grundövning ("jordnära"), så försök att sjunka djupare och djupare ner i knäet du står på. Andas normalt och upprepa rörelserna med det andra benet.

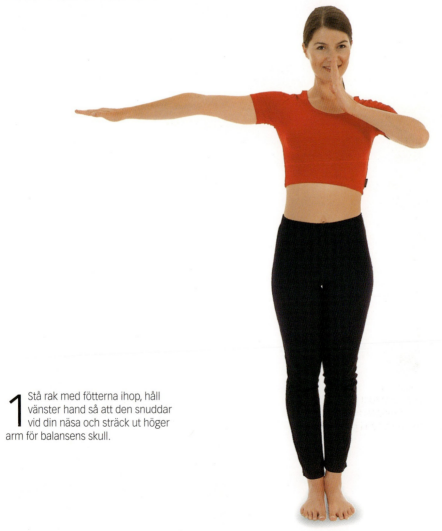

1 Stå rak med fötterna ihop, håll vänster hand så att den snuddar vid din näsa och sträck ut höger arm för balansens skull.

2 Böj knäna och lägg vänster ben runt det högra. Ju mer du böjer dig, desto mer kan du linda benet runt.

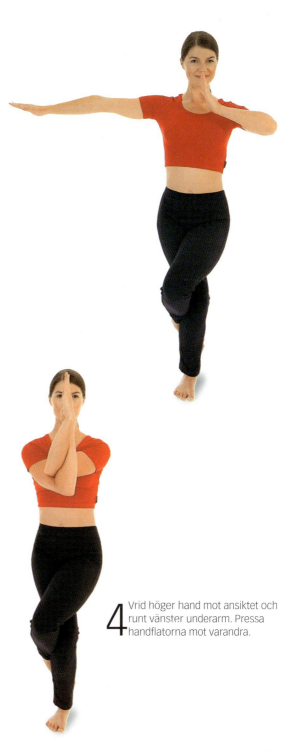

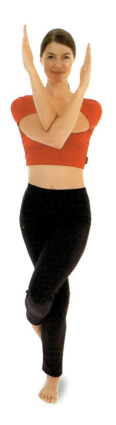

3 Lägg höger arm runt din vänstra och korsa armbågarna. Håll skulderbladen raka och i jämnhöjd.

4 Vrid höger hand mot ansiktet och runt vänster underarm. Pressa handflatorna mot varandra.

Stående båge

Den stående bågen är en av de svåraste klassiska positionerna, eftersom den kombinerar balans, rörlighet, kondition och styrka. Den bidrar till att utveckla koncentration och beslutsamhet. Dessutom överför den cirkulationen från ena sidan av kroppen till den andra. Energin rör sig i ett kretslopp så att din kropp blir upplivad och föryngrad. Som grädde på moset vidgas bröstkorg och lungor eftersom korsryggen blir starkare och rörligare. Denna övning förbättrar också muskelspänsten, ökar cirkulationen och minskar celluliter.

Utmaningen ligger i att hålla positionen så länge du kan, så sätt upp ett mål och försök att hela tiden utöka den tid du använder i steg 4. När du står i perfekt rak linje kommer kroppen att kunna hålla balansen under avsevärd tid.

Stående båge kan se statisk ut, men i själva verket pågår stretchningen hela tiden medan du står i positionen. Tänk dig att din kropp är ett elastiskt band som dras från ena sidan till den andra. Utöka stretchningen genom att peka uppåt med tårna och sträcka ut armen framåt för att på så sätt skapa en 90 graders vinkel mellan arm, kropp och ben.

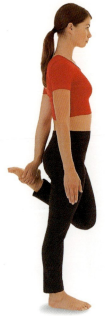

1 Stå rak, fokusera på en punkt framför dig. Balansera på höger ben. Lyft upp vänster ben bakom dig och håll fast foten på insidan.

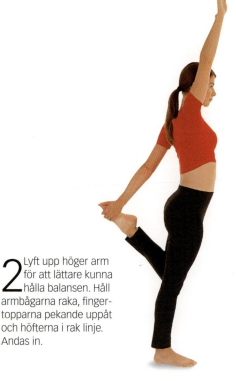

2 Lyft upp höger arm för att lättare kunna hålla balansen. Håll armbågarna raka, fingertopparna pekande uppåt och höfterna i rak linje. Andas in.

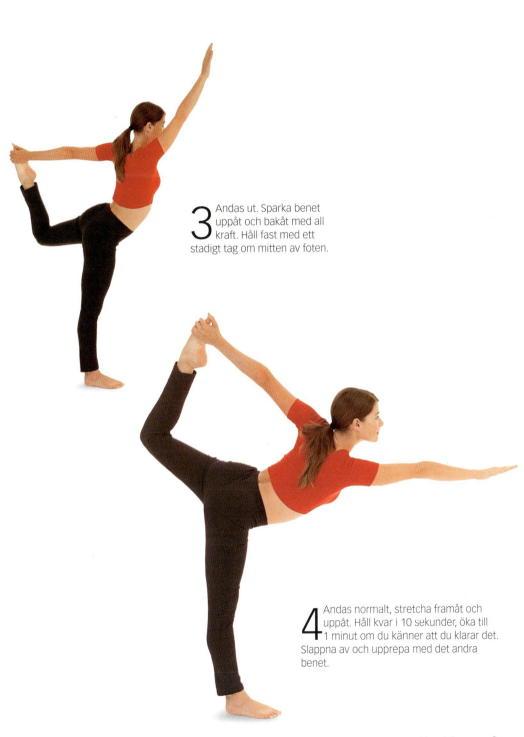

3 Andas ut. Sparka benet uppåt och bakåt med all kraft. Håll fast med ett stadigt tag om mitten av foten.

4 Andas normalt, stretcha framåt och uppåt. Håll kvar i 10 sekunder, öka till 1 minut om du känner att du klarar det. Slappna av och upprepa med det andra benet.

Stretchning av benens sidor

Det här är ytterligare en stående stretchning som utvecklar koncentration, balans och rörlighet. Det absolut viktigaste att ha i minnet är att hålla benet, som du står på, helt rakt under hela övningen. Att lyfta muskeln ovanför knäskålen hjälper dig att hålla balansen. Om du inte kan sträcka ut benet i hela sin längd i steg 4 – bekymra dig inte – det är mycket viktigare att hålla höfterna i balans och benet du står på rakt.

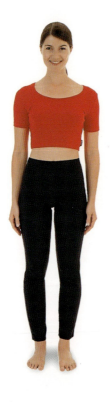

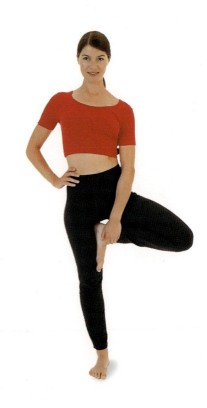

1 Stå i andra positionen med fötterna cirka 10 centimeter isär och armarna hängande längs sidorna. Fäst blicken rakt fram och andas normalt.

2 Placera höger hand på midjan. Med vänster hand drar du vänster fot upp på insidan av höger lår. Håll hela tiden det ben du står på rakt.

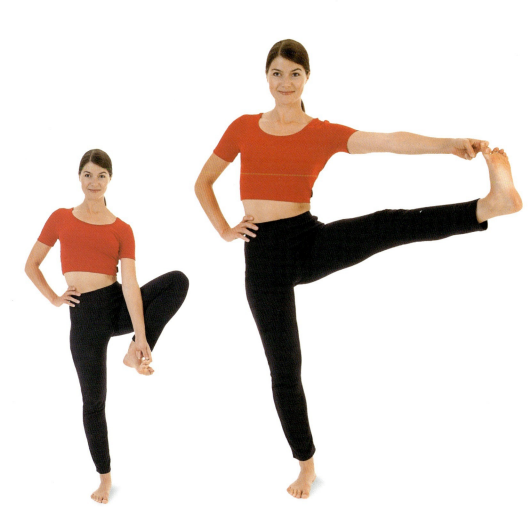

3 Ta tag med pekfingret och långfingret runt stortån och böj tummen. När du tar tag om foten, luta dig samtidigt en aning åt höger men håll ryggen rak.

4 Andas in och stretcha benet ut åt sidan så långt du kan. Andas ut, andas normalt och håll kvar i 5 sekunder. Återgå till steg 1 och upprepa övningen med höger ben.

Stå på skulderbladen

Denna övning förser sköldkörteln med en ordentlig blodgenomströmning. Sköldkörteln, som finns på halsens framsida, är den allra viktigaste körteln i det endokrina systemet – den sköter ämnesomsättningen som gör att vi går upp och ner i vikt och den korrigerar även den hormonella balansen.

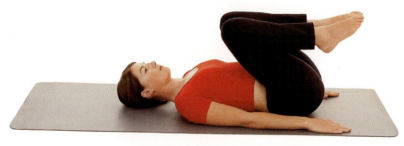

1 Börja med att ligga platt på golvet med handflatorna nedåt. Andas in och dra upp knäna mot bröstet.

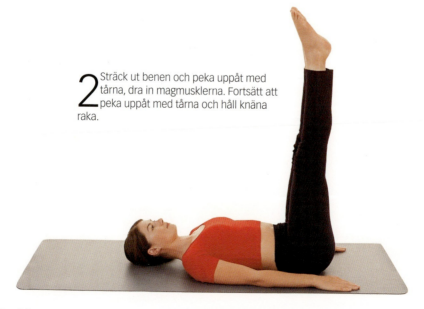

2 Sträck ut benen och peka uppåt med tårna, dra in magmusklerna. Fortsätt att peka uppåt med tårna och håll knäna raka.

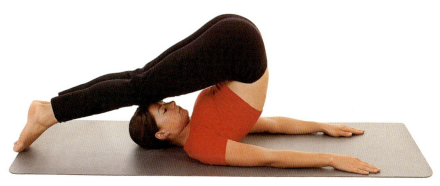

3 Andas ut och tryck ner handflatorna. Lägg benen över huvudet i "plogposition". Lås fast hakan mot bröstet.

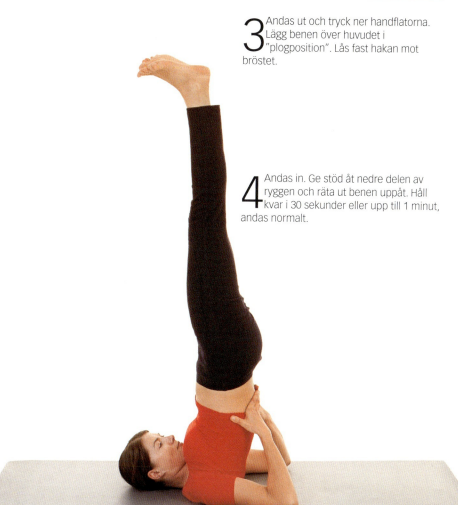

4 Andas in. Ge stöd åt nedre delen av ryggen och räta ut benen uppåt. Håll kvar i 30 sekunder eller upp till 1 minut, andas normalt.

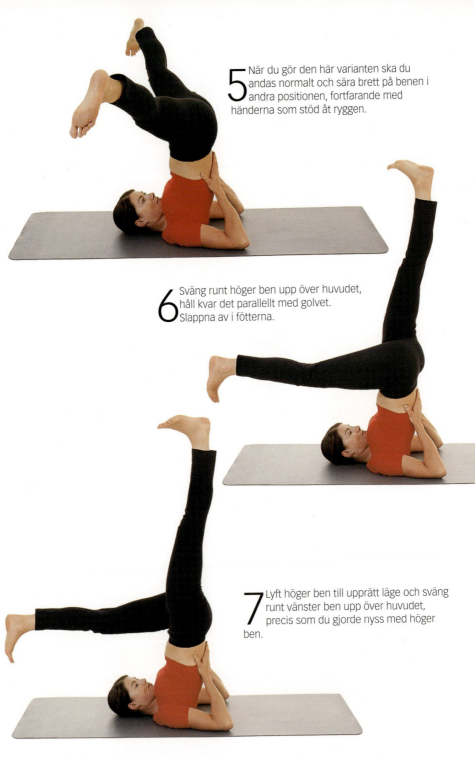

5 När du gör den här varianten ska du andas normalt och sära brett på benen i andra positionen, fortfarande med händerna som stöd åt ryggen.

6 Sväng runt höger ben upp över huvudet, håll kvar det parallellt med golvet. Slappna av i fötterna.

7 Lyft höger ben till upprätt läge och sväng runt vänster ben upp över huvudet, precis som du gjorde nyss med höger ben.

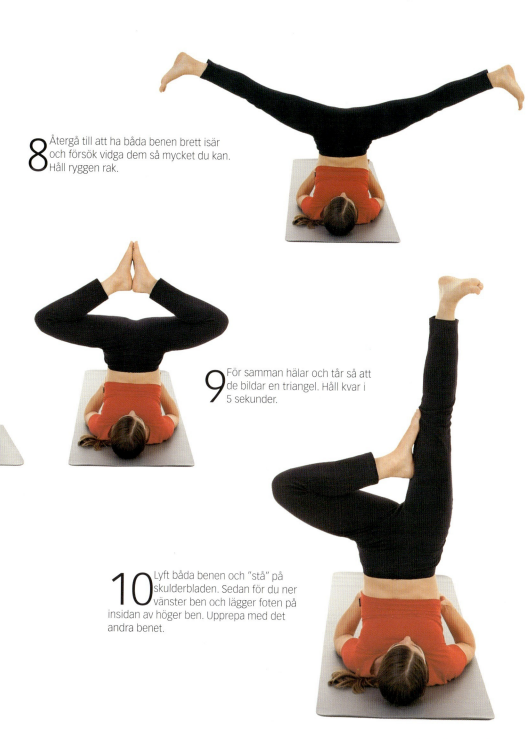

8 Återgå till att ha båda benen brett isär och försök vidga dem så mycket du kan. Håll ryggen rak.

9 För samman hälar och tår så att de bildar en triangel. Håll kvar i 5 sekunder.

10 Lyft båda benen och "stå" på skulderbladen. Sedan för du ner vänster ben och lägger foten på insidan av höger ben. Upprepa med det andra benet.

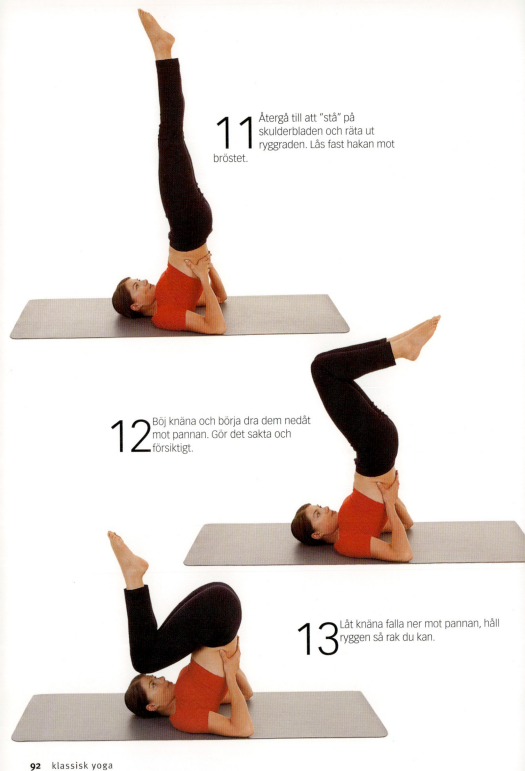

14 Sänk ner armarna till golvet. Sänk också långsamt ryggen, koncentrera dig på att låta varje kota var för sig nå golvet. Svansbenet ska vara det sista som når golvet. När ryggraden är helt uträtad, slappna av i axlar och armar.

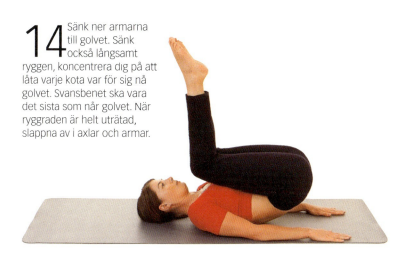

15 Fortsätt nu med att släppa ner benen i en mjuk, flytande rörelse. Gör inga hastiga rörelser.

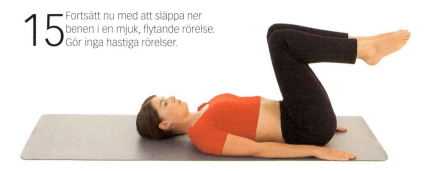

16 Slappna av platt på golvet. Andas djupt och känn hur energin spritter genom hela ryggen, tårna och fingertopparna.

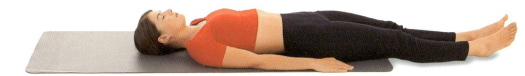

Fisken

Fisken bör alltid komma efter skulderbladsståendet så att du inte förtar effekten av den uppochnedvända ryggraden. Bröstkorgen vidgar sig och andningen blir djupare, sköldkörteln mår bra på grund av halsstretchningen och ben- och bukmuskler stärks. Fisken förbättrar även cirkulationen i ansiktet och förebygger därmed rynkor och förslappade muskler i både hals och strupe.

1. Ligg platt på golvet med handflatorna uppåt. Andas normalt, titta rakt uppåt och låt ansiktsmusklerna slappna av.

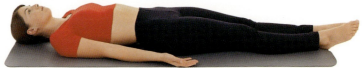

2. Andas in och lyft upp bröstkorgen från golvet mot taket. Vila på hjässan för att förstärka positionen.

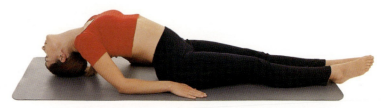

3. Andas normalt och för samman handflatorna. Balansera på hjässan. Fortsätt att lyfta bröstkorgen uppåt.

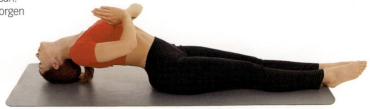

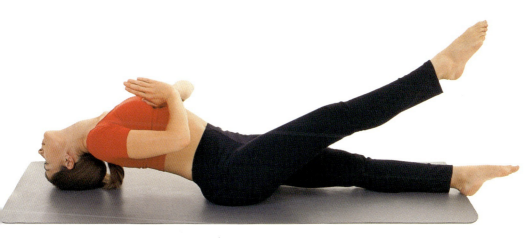

4 Koncentrera dig på magmusklerna, andas in och lyft långsamt höger ben. Håll kvar i 10 sekunder. Andas normalt.

5 Andas ut och sänk långsamt höger ben, andas in och lyft vänster ben. Håll kvar i 10 sekunder, andas sedan ut och sänk benet långsamt.

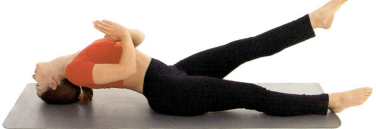

6 Andas normalt och slappna av i nacke och axlar. Ligg platt på golvet och koppla av. Andas djupt.

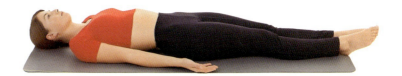

klassisk yoga

Hjulet

Hjulet är en intensiv ryggstretchning som frigör energin i kroppens celler, körtlar och organ. Benmuskler, axlar och armar samt ryggraden och dess ligament får alla genomgå en ordentlig stretchning. Detta öppnar upp bröstkorgen och ökar lungkapaciteten. Övningen hjälper till att lindra ryggvärk.

1 Andas normalt, ligg platt på golvet med knäna böjda och fötterna så nära baken som möjligt. Fötterna ska vara i linje med dina höfter.

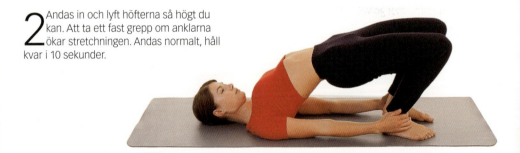

2 Andas in och lyft höfterna så högt du kan. Att ta ett fast grepp om anklarna ökar stretchningen. Andas normalt, håll kvar i 10 sekunder.

3 Andas djupt, lägg händerna på var sin sida om huvudet med handflatorna nedåt och fingertopparna pekande in mot öronen.

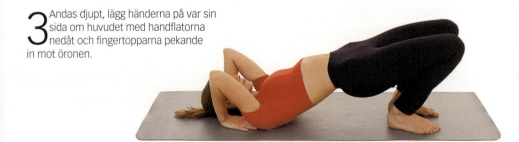

4 Andas in, lyft upp höfter och bröstkorg. Lyft huvudet och låt hjässan vila mot golvet. Lyft axlarna och nedre delen av ryggen och andas ut. Håll kvar i 10 sekunder, andas normalt.

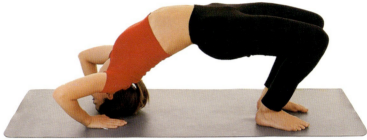

5 Tryck fötterna mot golvet, lyft upp höfterna och räta ut armarna. Andas normalt och håll kvar så länge du kan.

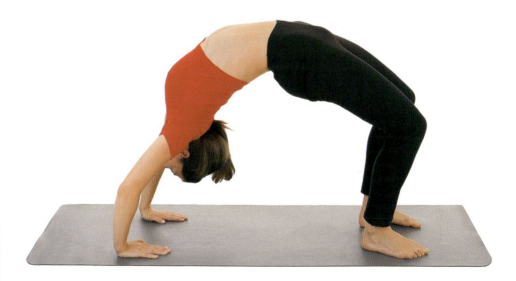

Kobran

Kobran stärker musklerna i korsryggen, lindrar ryggbesvär och gör att du kan lyfta din rygg i perfekt läge. Den lindrar också symptom på ryggskott, reumatism och artrit i ryggraden samt normaliserar menstruationscykeln. Kobran vidgar bröstkorgen, stärker handleder och nacke samt ger en skjuts åt sköldkörteln och de adrenalinproducerande körtlarna.

1. Ligg platt med hakan vilande mot golvet. Lägg armarna tätt intill kroppen med händerna under axlarna.

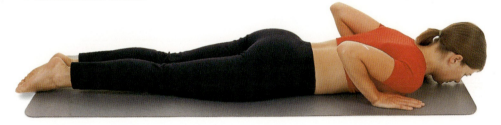

2. Andas in och tryck ner handflatorna. Lyft upp bröstet från golvet och titta uppåt. Håll kvar i 10 sekunder, andas normalt.

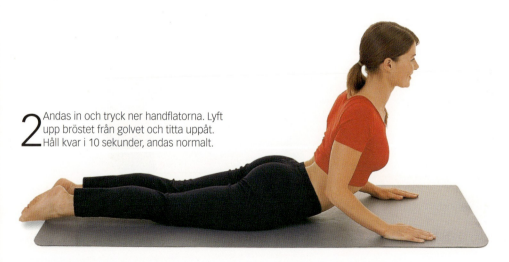

3 Återgå till steg 1. Flytta händerna så att dina fingertoppar pekar inåt mot axlarna och armbågarna pekar utåt.

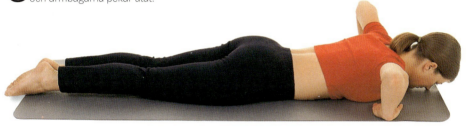

4 Andas in och tryck handflatorna mot golvet. Lyft upp mellandelen av ryggen och huvudet. Andas normalt och håll kvar i 10 sekunder. Andas ut och återgå till steg 3. Upprepa hela övningen två gånger.

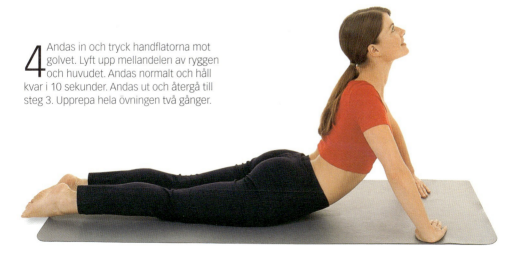

Bågen

Bågen är en ryggböjning som inte bara ger kondition åt varenda muskel i kroppen utan också vidgar bröstkorgen och ger ökad lungvolym. Den ger ryggraden spänst utan att anstränga ryggens nedre del. Övre delen av ryggen och höfterna stretchas i en sammanhängande rörelse. Ökad smidighet frigör energi som föryngrar och ger nytt liv åt varje cell, vilket bidrar till att hålla kroppen ung.

De flesta människor har inte så många tillfällen att böja sig bakåt i det dagliga livet. Därför bör du, om du tycker att den här övningen är särskilt besvärlig att utföra, börja med att bara helt enkelt lyfta huvudet och fötterna från golvet. När du sträcker dig uppåt är det viktigt att tänka på att förlänga kroppen framåt från övre delen av ryggen medan du samtidigt sparkar benen uppåt.

1 Ligg platt med hakan vilande mot golvet. Böj upp knäna bakom dig och håll om vristerna.

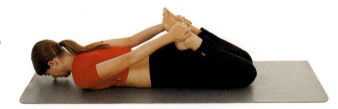

2 Andas in och lyft huvud och ben i en enda rörelse, balansera på höftbenen. Andas normalt och håll kvar i 20 sekunder.

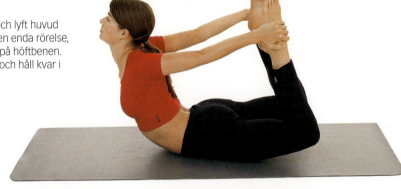

3 Andas ut och återgå till steg 1. Ta tag om fötterna och pressa hälarna mot stjärten för att öka rörligheten i låren.

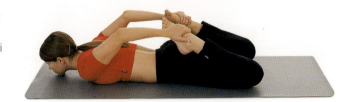

Katten

Efter Bågen och andra ryggböjningar är det viktigt att stretcha ryggraden för att frigöra alla spänningar och blockeringar. När du tränar intensiv ryggstretchning bör du försöka göra rörelserna så sammanhängande som möjligt. I annat fall kan det resultera i spänningar i vissa delar av kotpelaren.

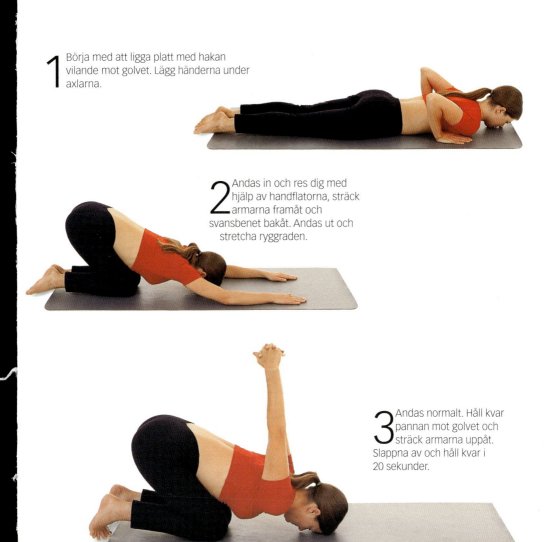

1. Börja med att ligga platt med hakan vilande mot golvet. Lägg händerna under axlarna.

2. Andas in och res dig med hjälp av handflatorna, sträck armarna framåt och svansbenet bakåt. Andas ut och stretcha ryggraden.

3. Andas normalt. Håll kvar pannan mot golvet och sträck armarna uppåt. Slappna av och håll kvar i 20 sekunder.

Balansera på tårna

Den här övningen lär oss koncentration och tålamod. När du rätar upp ryggen och kroppen är i perfekt balans kommer du att känna dig viktlös. Din kropp och själ harmonisear och du upplever en känsla av upprymdhet. Att balansera på tårna bidrar också till att lindra artrit i knän och vrister. Andas normalt under hela övningen.

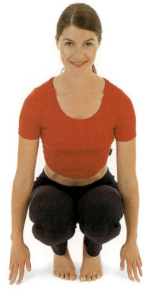

1 Börja med att centrera dig själv och balansera på tårna. Lägg fingertopparna mot golvet för att lättare hålla balansen.

2 Sträck vänster ben framåt och lägg knäet över höger ben. Räta ut ryggraden så långt det går. Balansera på fotens trampdyna.

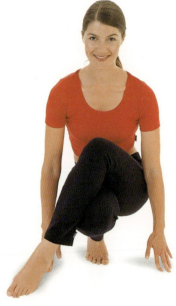

3 När du känner att du har full balans för du samman handflatorna. Håll kvar i 10 sekunder och upprepa sedan övningen med det andra benet.

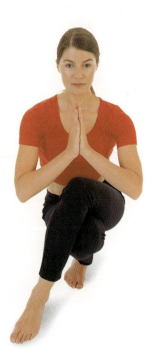

Alternativ näsandning

Det här är en klassisk *pranayama*-övning som balanserar den maskulina energin på höger sida och den feminina energin på vänster sida. Genom att andas separat genom varje näsborre blir du medveten om ditt andningsmönster och kan på så sätt fokusera ditt medvetande. När du har gått igenom alla rörelserna, upprepa då steg 2 och 3 i 10 sekunder vardera.

1 Sitt upprätt i halvlotusställning eller med korslagda ben och blicken fäst framåt. För samman tummen och pekfingret på varje hand och andas djupt i 8 sekunder. Därefter lägger du tre av högra handens fingrar mot handflatan och stretchar tummen och lillfingret.

2 Stäng vänster näsborre med hjälp av högra handens lillfinger och andas genom högra näsborren i 10 sekunder.

3 Byt hand och stäng höger näsborre med tummen och andas genom vänstra näsborren i 10 sekunder.

Avslappning

Alla upplever stress i olika former i sitt dagliga liv. Det uppstår hela tiden situationer som får oss ur balans. Att handskas med personliga relationer, barn, ett krävande arbete eller olika former av förändringar kan vara svårt, men det finns sätt att bekämpa stressens skadliga verkningar.

Vissa områden på kroppen är mer utsatta för stresspåverkan än andra. Nacken, axlarna, övre och nedre delen av ryggen, buken och fötterna är särskilt känsliga. Att stå eller sitta under lång tid kan till exempel orsaka överbelastning i vrister, svullna fötter, magsmärtor, försämrad matsmältning, magkatarr och känslomässiga problem. Spänningar i nacke och axlar hämmar blodcirkulationen till hjärnan vilket orsakar huvudvärk. I det här kapitlet lär vi oss konsten att slappna av genom att visa särskilda övningar som stärker och frigör alla muskelgrupper. Denna teknik fungerar nedifrån och upp på kroppen, från tårna till hjässan. När denna teknik kombineras med rätt andning kommer övningarna att minska stressen rent fysiskt och lära dig hur du tar till dig energin för att skapa en inre känsla av frid och utveckla en djupare koncentration.

Yogaträning ger oss lösningen på våra problem eftersom den lär oss att återinföra balans och harmoni i våra liv.

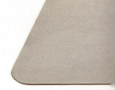

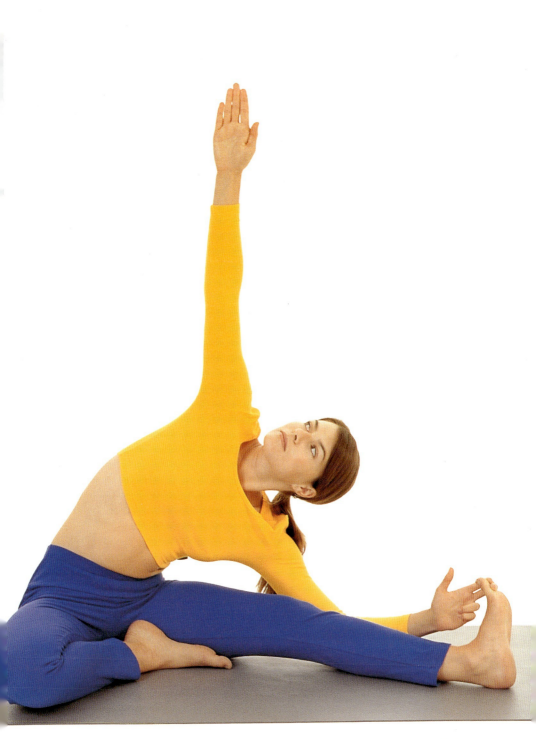

Frigöra musklerna i axlar och nacke

Många människor känner av värk i nacke och axlar när de är spända och ansträngda. Den här övningen kommer att hjälpa dig att lätta på spänningarna inom denna muskelgrupp. Börja långsamt och stegvis för att inte ytterligare fresta på redan ansträngda muskler. Koncentrera dig på att hålla ryggen rak för att avgränsa nacke och axlar.

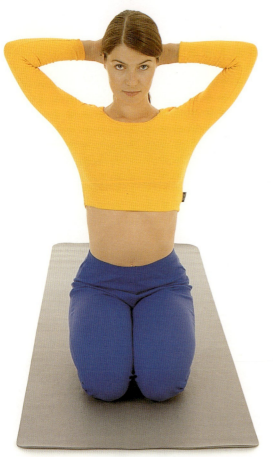

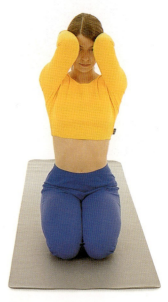

2 Andas ut och för samman armbågarna. Håll ryggen rak och låt endast armarna vara i rörelse.

1 Knäböj på golvet och vila på hälarna, räta upp ryggen så mycket du kan. Fläta ihop fingertopparna bakom huvudet och lyft armbågarna så att de är i jämnhöjd med varandra och underarmarna är parallella med golvet. Andas in långsamt.

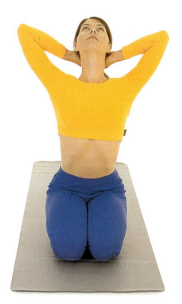

3 Andas in och titta upp mot taket. Släpp ut armbågarna och tänk på att inte kröka ryggen.

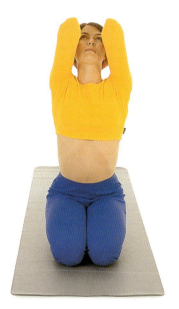

4 Andas ut och för samman armbågarna igen, låt dem peka upp mot taket.

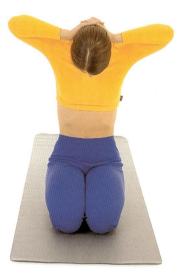

5 Andas in och titta ner mot låren. Sträck armbågarna utåt och se till att de hålls bakåt och förblir i det läget. Håll axlarna nere.

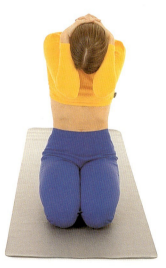

6 Andas ut och för samman armbågarna. Häng inte med axlarna eller krokna i ryggen. Upprepa hela övningen 4 gånger.

Ryggradsvridning 1

Stress gör att kroppens organ producerar giftiga ämnen. Denna övning bidrar till att eliminera slaggprodukter i njurar, lever, mage och mjälte. Den ökar också rörligheten i ryggen och lindrar ryggsmärtor genom att lösa upp stelhet i fötterna samt i övre och nedre delen av ryggen.

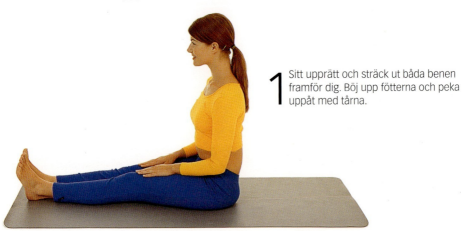

1 Sitt upprätt och sträck ut båda benen framför dig. Böj upp fötterna och peka uppåt med tårna.

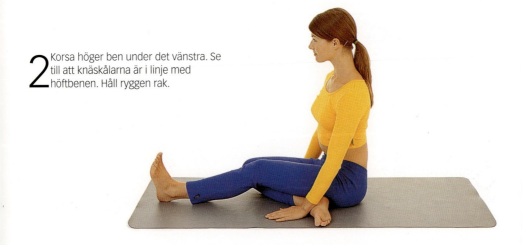

2 Korsa höger ben under det vänstra. Se till att knäskålarna är i linje med höftbenen. Håll ryggen rak.

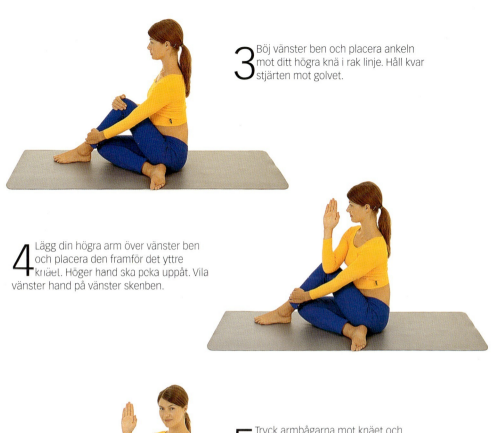

3 Böj vänster ben och placera ankeln mot ditt högra knä i rak linje. Håll kvar stjärten mot golvet.

4 Lägg din högra arm över vänster ben och placera den framför det yttre knäet. Höger hand ska peka uppåt. Vila vänster hand på vänster skenben.

5 Tryck armbågarna mot knäet och lägg vänster hand bakom dig. Din handflata bör nu ligga platt mot golvet. Vrid ryggen.

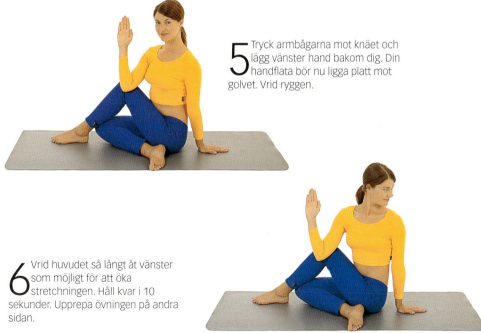

6 Vrid huvudet så långt åt vänster som möjligt för att öka stretchningen. Håll kvar i 10 sekunder. Upprepa övningen på andra sidan.

avslappning **109**

Ryggradsvridning 2

När man gör en sidovridning med kroppen blir ryggraden mer spänstig. Ryggmusklerna stimuleras och bukväggen stärks. När benet och foten placeras på inre delen av låret i halvlotusställningen blir det ett enormt tryck på lever och mage och ett något mindre tryck på njurar och tarmar. På så sätt får alla bukorgan massage, cirkulationen ökas och bidrar därmed till att eliminera de slaggprodukter som uppstår genom matsmältningsprocessen. Om du känner att du klarar det, kan du inta halvlotusställning genom att placera din högra fot ovanpå det vänstra låret istället för mot inre delen av låret i steg 5. Om du inte kan nå baksidan av foten i steg 5, lägg då istället dina händer på knäet eller vristen. Andas normalt under alla fem steg och håll varje position i 5 sekunder.

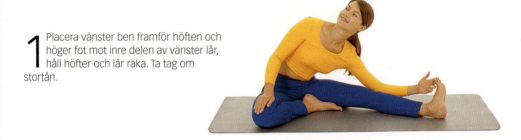

1 Placera vänster ben framför höften och höger fot mot inre delen av vänster lår, håll höfter och lår raka. Ta tag om stortån.

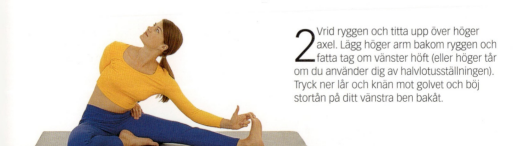

2 Vrid ryggen och titta upp över höger axel. Lägg höger arm bakom ryggen och fatta tag om vänster höft (eller höger tår om du använder dig av halvlotusställningen). Tryck ner lår och knän mot golvet och böj stortån på ditt vänstra ben bakåt.

3 Sträck upp höger arm mot taket och fäst blicken på din handflata. Se till att din armbåge är rak och fingertopparna ihop. Böj vänster armbåge ner mot golvet.

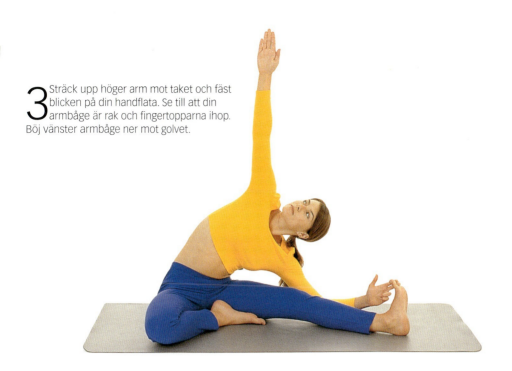

4 Släpp båda armarna och sträck dem framåt. Stretcha framåt med utgångsläge från svansbenet. Lägg fingertopparna runt fotens undersida.

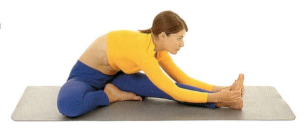

5 Slappna av framåt, andas djupt. Lägg ner huvudet mot knäet så nära du kan. Håll kvar positionen, räta sedan långsamt upp dig.

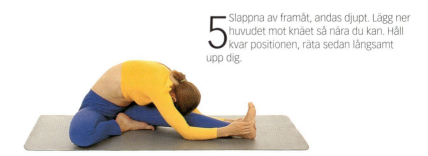

Liggande vridning

Den här mjuka vridningen får hela ryggen att slappna av. Den lindrar ryggsmärtor och förebygger andra ryggproblem som ischias och ryggskott. Dra upp knäna så nära armarna som möjligt för att öka stretchningen i ryggraden. Genom att hålla skuldrorna platt mot golvet och vrida huvudet i motsatt riktning erhålls en ökad stretchning i nacke, axlar, övre och nedre delen av ryggen och svansbenet. Håll hela tiden ihop knäna och håll in bukmusklerna när du vrider dig från sida till sida.

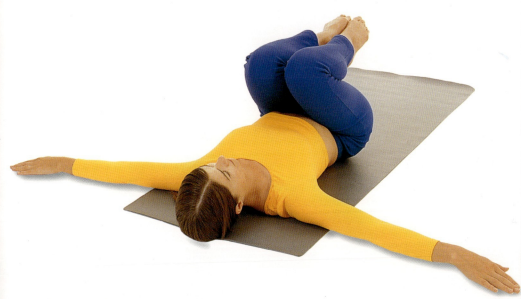

1 Börja med steg 1 i Djup avslappning (se s. 122). Andas in och dra upp knäna mot bröstet, håll underbenen parallella med golvet. Sträck ut armarna åt sidorna med handflatorna nedåt. Titta uppåt och slappna av i nacke och axlar. Håll munnen stängd och slappna av i käkmusklerna.

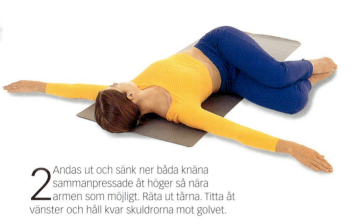

2 Andas ut och sänk ner båda knäna sammanpressade åt höger så nära armen som möjligt. Räta ut tårna. Titta åt vänster och håll kvar skuldrorna mot golvet.

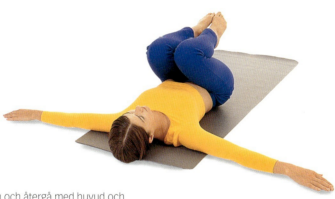

3 Andas in och återgå med huvud och knän till utgångspositionen. Utför rörelsen sakta och försiktigt.

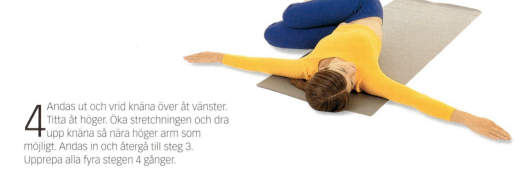

4 Andas ut och vrid knäna över åt vänster. Titta åt höger. Öka stretchningen och dra upp knäna så nära höger arm som möjligt. Andas in och återgå till steg 3. Upprepa alla fyra stegen 4 gånger.

Kamelen

Denna intensiva stretchning får fart på hela ryggen och vidgar bröstkorgen, vilket gör att lungorna kan arbeta betydligt bättre. Kamelen förbättrar även rörligheten i nacken och ryggraden och stärker musklerna i korsryggen, vilket lindrar ryggsmärtor. Kom ihåg att skjuta fram höfterna så mycket som möjligt, vilket ökar både kondition och styrka. Att skjuta fram bröstkorgen skapar en positiv attityd och hjälper dig att uppnå en dynamisk kontroll av hela kroppen. Håll kvar den avslutande positionen i 10 sekunder och res dig sedan långsamt.

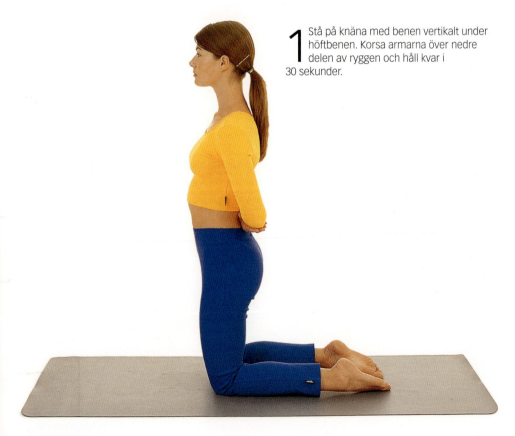

1 Stå på knäna med benen vertikalt under höftbenen. Korsa armarna över nedre delen av ryggen och håll kvar i 30 sekunder.

2 Andas in djupt, titta uppåt och skjut fram höfterna samtidigt som du sänker ner armarna. Slappna av i nacke och hals. Håll kvar i 30 sekunder.

3 Andas ut och släpp armarna samtidigt som du sänker ner höfterna till hälarna. Denna omvända position är bra för ryggraden.

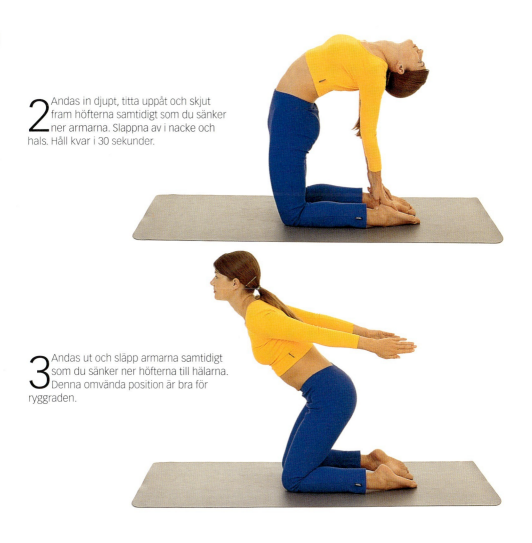

4 Andas normalt, slappna av och sänk sakta pannan ner mot golvet. Håll kvar i 10 sekunder för att på så sätt frigöra spänningar i ryggen.

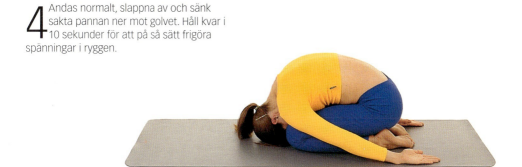

Kaninen

Används inom *hathayoga* som en förberedande övning till Huvudstående. Den stretchar ryggraden, förbättrar elasticitet och rörlighet samt ser till att nervsystemet får massor av nytt syre. Kaninen underlättar även matsmältningen och hjälper till att förebygga vanlig förkylning, bihåleproblem och kronisk tonsillit. Den har en underbart välgörande effekt på sköldkörteln som sköter ämnesomsättningen och bidrar till att skydda kroppen mot giftiga ämnen.

I steg 5 bär huvudet upp ungefär 25 procent av kroppsvikten (resterande vikt bör vara jämnt fördelad över hela kroppen). Hypofysen stimuleras och det bidrar till att man känner sig ung och pigg. När du har hållit den avslutande positionen i 20 sekunder, bör du rulla upp dig långsamt och återgå i exakt omvänd ordning till steg 1 och därefter upprepa hela övningen en gång till.

1 Knäböj på golvet och stoppa in tårna under dig. Sätt dig på hälarna och ta tag om dem med handflatorna. Andas in.

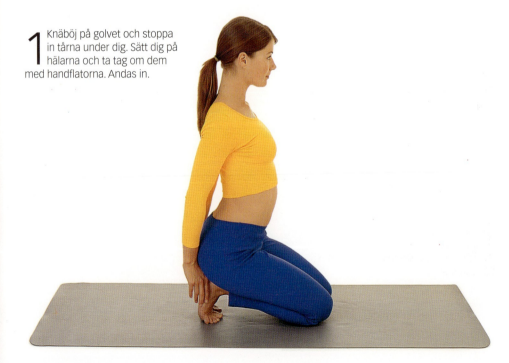

2. Andas ut och placera långsamt kroppen i 45 graders vinkel. Håll ryggen rak och dra in magmusklerna.

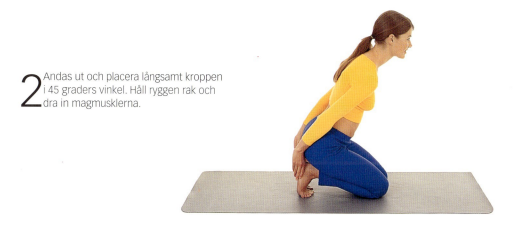

3. Andas in och håll kvar ställningen när ryggen är helt platt och parallell med golvet. Håll kvar tårna stadigt mot underlaget och tryck lilltån mot golvet.

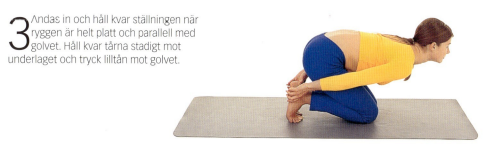

4. Andas ut och rulla långsamt ihop bålen framåt så att du kan lägga pannan så nära dina knän som möjligt. Börja andas normalt.

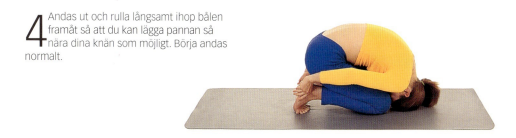

5. Rulla över på hjässan. Räta ut armbågarna och fortsätt rulla ihop dig framåt med höfterna uppåt. Håll kvar i 20 sekunder.

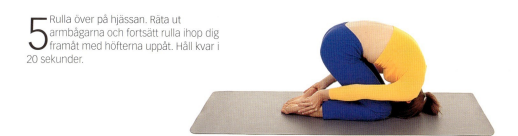

Andning och avslappning

Djupandning fungerar som en naturligt rogivande medicin. Den lugnar ner nervsystemet och hjälper dig att öka din stretchförmåga genom att få hela kroppsvikten med i spelet. Gör inga häftiga rörelser eller tvinga musklerna, det kan orsaka onödig belastning. Bara andas och slappna av och upptäck utmaningen i att kunna få ner bröstet och pannan helt och hållet mot golvet. Håll kvar i 5 sekunder.

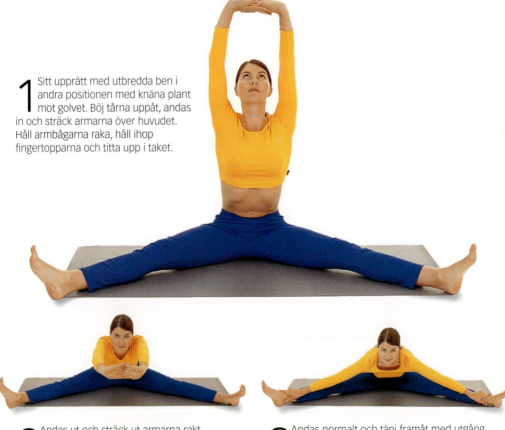

1 Sitt upprätt med utbredda ben i andra positionen med knäna plant mot golvet. Böj tårna uppåt, andas in och sträck armarna över huvudet. Håll armbågarna raka, håll ihop fingertopparna och titta upp i taket.

2 Andas ut och sträck ut armarna rakt framför dig i axelhöjd. Rulla inte framåt med höfterna och håll kvar sätesmusklerna mot underlaget.

3 Andas normalt och tänj framåt med utgång från höfterna. Ta tag om hälarna. Om du inte kan nå dem, ta då istället tag om knäna, låren eller vristerna. Håll knäna raka och ryggen platt.

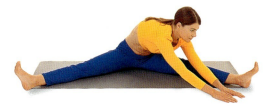 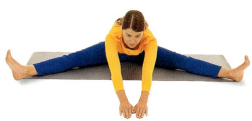

4 För att utöka stretchningen kan du placera båda händerna nära vänster fot. Sträck ut så långt du kan utan att rulla in höfter och fötter. Andas in och andas långsamt ut. Fortsätt därefter att andas normalt.

5 "Promenera" med händerna framför dig i en halvcirkel, höger hand först. Fortsätt att tänja dig framåt från mitten av kroppen. Detta främjar cirkulationen i bukregionen, stimulerar äggstockarna och hjälper till att normalisera menstruationscykeln.

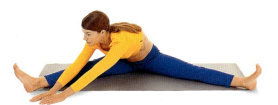 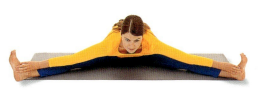

6 Flytta över händerna till höger ben. Se till att inte höfterna höjer sig från golvet och fortsätt hålla ner knäskålarna så att inget ljus är synligt mellan dina ben och golvet.

7 Ta tag om båda fötterna och, varje gång du andas ut, tänj från svansbenet och höfterna. Se till att axlarna är avslappnade. Fortsätt andas in och ut långsamt. Föreställ dig hur alla spänningar lämnar kroppen när du släpper framåt under utandningen.

8 Håll andningen jämn. Försök nudda golvet med bröstkorgen och pannan. Håll kvar i 10 sekunder, dra dig sedan långsamt upp i sittande ställning. För långsamt ihop benen och skaka dem lätt.

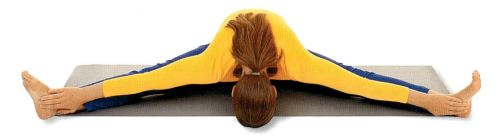

Nervlugnaren

Den här andningstekniken masserar och renar bukorganen. Den bidrar till att normalisera tarmrörelserna och stärker bukväggen. Din mentala koncentration förbättras eftersom du koordinerar en kraftfull utandning från munnen med en sammandragning av bröstmusklerna. Rör inte någon annan del av kroppen, särskilt inte armarna, axlarna eller nedre delen av ryggen. Fokusera enbart på din mage och tänk på allt nytt syre som fräschar upp din kropp. Inled övningen med att sitta rak (som i steg 2), med armarna raka, armbågarna vända utåt och händerna på knäna som stöd.

1 Andas in djupt och långsamt genom näsan. Andas ut genom munnen med kraftfulla tag, precis som när du blåser ut ett ljus. Samtidigt drar du ihop och håller in magmusklerna när du andas ut. Krök ryggraden.

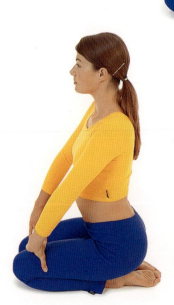

2 Andas in och räta ut ryggraden tills den är helt rak. Andas ut och andas sedan normalt. Upprepa hela övningen 12 gånger för att få bästa resultat.

Hund- och kattsträckningar

Dessa rörelser stimulerar njurar och grovtarm vilket bidrar till att rensa ut giftiga ämnen och hindrar dem från att tas upp i blodomloppet. Håll armbågarna låsta under hela övningen. Upprepa steg 1 och 2 fyra gånger.

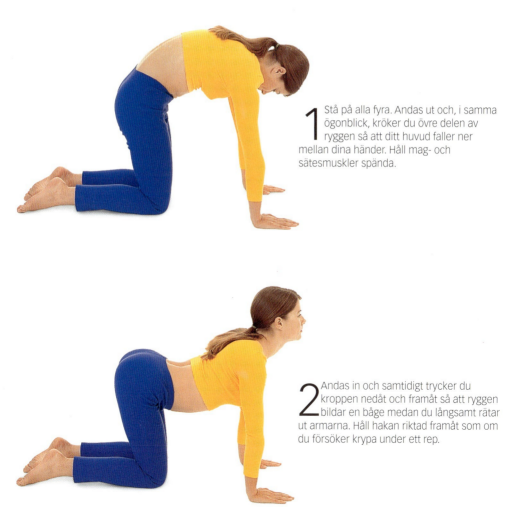

1. Stå på alla fyra. Andas ut och, i samma ögonblick, kröker du övre delen av ryggen så att ditt huvud faller ner mellan dina händer. Håll mag- och sätesmuskler spända.

2. Andas in och samtidigt trycker du kroppen nedåt och framåt så att ryggen bildar en båge medan du långsamt rätar ut armarna. Håll hakan riktad framåt som om du försöker krypa under ett rep.

Djupavslappning

Den här djupavslappningstekniken, ofta kallad Död mans ställning, ger påfyllning av den värdefulla *prana*, eller energi, som går förlorad vid fysisk, känslomässig eller psykisk belastning. Alla okontrollerade känslor som till exempel ilska, ångest, sorg eller habegär dränerar våra energiresurser. Psykisk utmattning orsakar också belastning i våra muskler och obalans i inre organ. Fullkomlig stillhet lugnar ner nerverna, normaliserar blodtrycket, ger ny skjuts åt hela blodcirkulationen samt föryngrar varje cell i kroppen. Tekniken arbetar på tre plan: det fysiska, det mentala och det andliga. Den lär dig hur du ska identifiera problemmuskelgrupperna och, genom att spänna dem och sedan slappna av, hur du minskar stress och utmattning. Du får lugn i ditt sinne och kan glömma vardagens problem. Att mentalt avlägsna sig från sin kropp gör att man kan få kontakt med sitt högre medvetande och på så sätt finna inre frid och glädje.

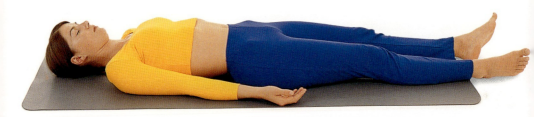

1 Ligg på golvet på en madrass med handflatorna uppåt och fötterna avslappnade. Andas djupt genom näsan med bukandning. När du andas ut ska du koncentrera dig på att släppa alla spänningar.

2 Koncentrera dig på fötter och tår, rör dem först medurs och sedan moturs, därefter låter du tårna peka ner mot golvet så mycket du kan (se bild 4).

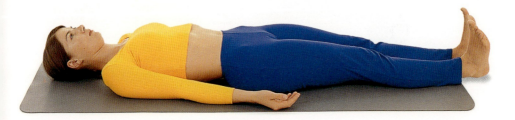

3 Böj tår och hälar uppåt och strama upp vristerna, nedre delen av benen, knäna, låren, magen och stjärten. Därefter släpper du långsamt efter med tårna och slappnar av i alla leder och muskler nedanför midjan.

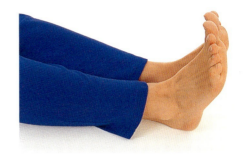

4 Rotera fötterna medurs och moturs igen (som i steg 2) och peka med tårna ner mot golvet så mycket du orkar. Upprepa nu steg 3.

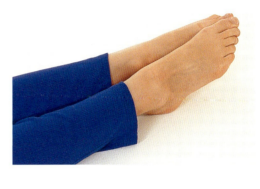

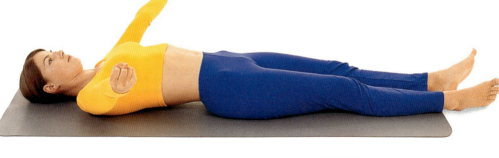

5 Andas djupt och jämnt, koncentrera dig på övre delen av kroppen, särskilt händerna, armarna och axlarna. Andas in, knyt händerna och lyft armarna 30 centimeter över golvet.

6 Knyt dina höjda händer så hårt du kan och spänn händer, armar, armbågar och axlar. Håll armbågarna raka. Håll kvar i 5 sekunder.

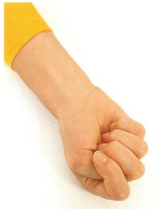

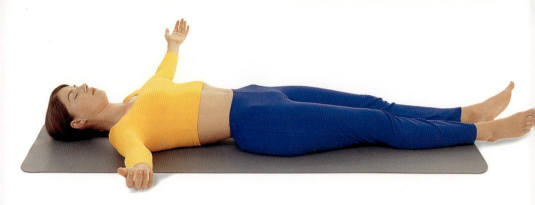

7 Andas ut. Öppna händerna och slappna av i händer, armar, armbågar och axlar. Sänk händerna med handflatorna uppåt ner mot golvet.

8 Börja nu med att koncentrera dig på hur spänningarna släpper i nacke och axlar. Andas normalt i 5 sekunder.

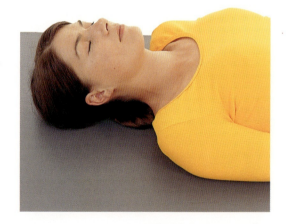

9 Dra upp axlarna mot öronen så som bilden visar, andas sedan ut och släpp ner axlarna. Upprepa tills du känner att alla spänningar har försvunnit från området.

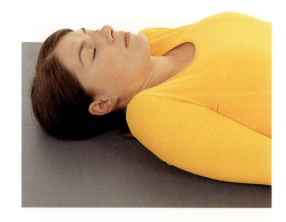

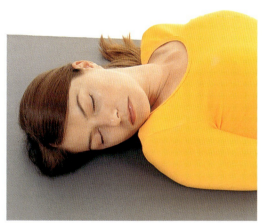

10 Rulla huvudet från sida till sida och låt det vila där det känns bekvämt. Koncentrera dig nu på dina ansiktsmuskler. Slappna av i käkmusklerna och i alla muskler runt ögonpartiet och pannan.

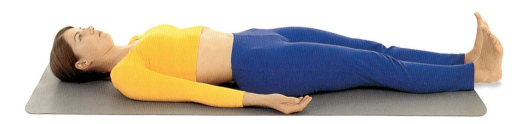

11 Försök att skjuta undan alla störande tankar ur ditt medvetande, så att allt blir lugnt och stilla. När du andas ut, föreställ dig att du ligger på ett moln och är fullständigt viktlös.

Register

A
alternativ näsandning 12, 103
andning 6, 7, 8, 12, 79, 188
andning med hjälp av armarna 57
andning och avslappning 118
andra positionen 10
asana 8, 80
avancerad krigarposition 70
avslappning 104–125

B
balans 54, 80
balans på en arm 54
balansera på tårna 102
barfota 9
benlyftet 46
bokstaven T 8, 45
bågen 100

C
centrerad 8, 10
chakra 8, 12

D
diafragman 12
djupandning 118, 122
djupavslappning 52, 122
död mans ställning 122

E
endokrina systemet 70
energicenter 8
energiflöde 12
energigivaren 7, 36
energikicken 39

F
fisken 94
frigöra musklerna i axlar och nacke 106
första positionen 10

G
golvyta 9
grundläggande yoga 7

H
ha 7
halvlotusställningen 8
hamstringmusklerna 46, 72, 74
hathayoga 6, 7, 9, 116
hathayoga asana 80
helkroppsuppvärmning 20, 24
hjulet 96
hoppet 38
hund- och kattsträckningar 121
huvud och axlar 23
huvudet mot golvet 72
huvudrullning 22
hälsning till solen 20, 30
höfterna och lårens insidor 75
höftstretchning 78

I
ischias 10

J
jetplanet 50
jordnära 8, 82

K
kamelen 114
kaninen 116
katten 101
kattstretchen 28
klassisk yoga 7, 80–103
kläder 9
knäböjningar 8, 40–43
kobran 98
komma igång 7, 20
koncentration 6, 8, 12, 66, 81, 86, 102
kotförskjutning 10
krigaren 69
krigarposition, avancerad 70
kronisk ryggsmärta 10
kroppshållning 6, 9
kvällsträningspass 7
körtelsystemet 70

L
liggande vridning 112–113
livsenergi 8
livskraft 79
livsstil 9
lotusställningen 8
lyft för bakre delen av benen 48

M
matta 9
meditation 8
morgonträningspass 7, 20

N
nedvarvningen 7
nervlugnaren 120
näsandning, alternativ 12

P
position, första och andra 8, 10
prana 8, 12, 122
pranayama 8

R
ryggradsvridning 1–2, 108–111
ryggstretchning 76, 96

S
sanskrit 7
sidostretchning 62, 74
sittbalansövning 52
sköldkörteln 88
stress 104
stretcha som en katt 28
stretchning 6, 7, 58–79
stretchning av benens sidor 86
stretchning med händerna 56
stretchningar huvud till knä 8, 66–67
stretchtekniker 6
stå på skulderbladen 88
stående båge 8, 84
stående vridning 68
säkerhetsanvisningar 9
sätesmuskulaturen 48

T
tha 7
triangeln 64–65
trädet 44

U
uppvärmning 14
uppvärmningsövningar 20
uppåtstretchning 60–61

V
värk i nacke och axlar 106

Y
yoga, förklaring av ordet 7
yoga, grundläggande 7
yogafilosofin 9

Ö
öppna upp bröstet 8
örnen 8, 82

Tack

Alla fotografier tagna av **Octopus Publishing Group Ltd.**/Peter Pugh-Cook

Kläder från **Carita House,** Stapeley, Nantwich, Cheshire CW5 7LJ
www.caritahouse.com, action@caritahouse.com

Modell: **Rachel Clark**/Profile

Medarbetare i den engelska utgåvan:
Executive Editor: **Jane McIntosh**
Editor: **Katy Denny**
Executive Art Editor: **Leigh Jones**
Production Controller: **Manjit Sihra**